JN081582

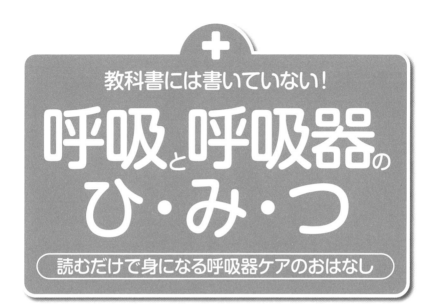

教科書には書いていない！

呼吸と呼吸器のひ・み・つ

読むだけで身になる呼吸器ケアのおはなし

大口祐矢 著

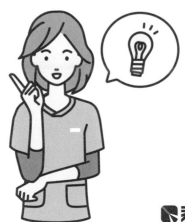

秀和システム

はじめに

　私はこれまで、看護師ならびに看護系大学の教員として長らく看護に携わってきました。これまで関わった患者さんの中でも、特に呼吸器系の患者さんは多かったです。特に昨今は新型コロナウイルスの影響で、以前よりも多くの人が呼吸器疾患を患うようになっています。

　人間が生きる上で必要不可欠な動作が3つあります。1つ目は心臓を動かすこと、2つ目に脳が機能していること、そして3つ目が呼吸をすることです。それくらい、呼吸というのは人間が生きる上で大切であり、かつ当たり前に行っていることです。と同時に、これらの中で呼吸だけは唯一、自分の意志で止めることができるものでもあります。こんな大切な動作なのに、なぜ呼吸だけは自分の意志で操作できるのでしょう。

　人間は神様につくられたというお話があります。神様はなぜ心臓を1つにしたのでしょうか。なぜ目は2つにしたのでしょうか。なぜ口は1つにしたのでしょうか。なぜ呼吸は自分で止められるようにしたのでしょうか。……そう考えると、なんだか呼吸って特別で不思議なものだと思いませんか？

　人間の体には不思議なことがいっぱいあります。この本は、知っているようで知らなかった呼吸のこと、呼吸に関わる体の仕組みのこと、「へぇ～、そうなんだ！」と思うお話がたくさん詰まった一冊です。

ところどころにクスッとなるような場面も入れておきましたので、気軽な読み物として楽しんでいただけたら幸いです。読みやすさを意識したので、細かい基準値や検査値などはあまり書いていませんが、読み進めるうちに、呼吸、呼吸器とその疾患および看護について、「きほんのき」となる知識が自然と身についています。この本を読んでいたことがあとで「役に立った！」と思う瞬間が、きっと来ることでしょう。

　本書の執筆にあたって、いつも自宅での執筆に協力してくれる妻の芳美、息子の蒼砥もありがとう。

2022年12月　大口祐矢

教科書には書いていない！
呼吸と呼吸器のひ・み・つ

第3章　呼吸を診るときのポイント

第4章　呼吸の病気

第5章　呼吸器疾患の治療

第 (**1**) 章

人間のからだの
仕組み

　本章では、解剖生理学的な視点から、人間のか
らだはどのような構造をしていて、どのような
仕組みが備わっているのか、主に呼吸器系につ
いて掘り下げていきます。

1 人類はどのようにして生まれたの？ 人体の構造

◆ 地球上で初めての生命は海で生まれた

　私たち人間、犬や猫などの動物、メダカや金魚などの魚、カブトムシやカマキリなどの昆虫……といった数多くの生命体がいるこの地球ですが、地球という惑星が誕生したとき、これらの生命体はまだ存在していませんでした。

　遡ること約46億年前、地球が誕生したとき表面はマグマに覆われていました。考えられないくらい超高温の世界です。その後、約2億年かけて表面が冷え、（液体としての）水が存在できるようになったので、海が生まれました。しかし、その頃の地球は何度も大きな隕石が衝突し、その衝撃で海が蒸発して水がなくなってしまうことが何度もあったようです。そのため、地球は常に水が存在しているというわけではありませんでした。

　安定的に水が存在するようになったのは、いまから約38億年前。地球が誕生してから8億年という想像もつかないくらいの時間がかかりました。そして約35億年前、ついに最初の生命が海の中で誕生したのです。その姿は1つの細胞しか持たない単純な微生物でした。

　読者の皆さん、小学校の理科の授業を思い出してください。池から濁った水を持ってきて、一滴分をプレパラートにセットして顕微鏡でのぞくと、そこにはニョロニョロ動くアメーバやゾウリムシのような生物がいましたよね。あのような小さな生物が、地球に誕生した最初の生物だと考えられています。海の生物といえば魚を思い浮かべるかもしれませんが、そうした多くの細胞を持つ生き物が誕生するのは、それよりずっとあとの約10億年前のことです。

◆現在見られる体の構造を持つ生物の誕生はカンブリア紀

　生物は誕生以来、進化という過程を経ていきます。単細胞生物は約25億年かけて多細胞生物へと進化し、その後、時間をかけてより大きくかつ複雑な構造を持つ生物になっていきました。

　私たちが日常で見かける生物は、頭や体、手や足、尻尾などがあり、それらは骨や筋肉、神経、内臓などがつながってできています。このような基本的な体のパーツで構成された生物が誕生したのは、いまから5億4000万年ほど前の**カンブリア紀***と呼ばれる時代だといわれています。

▼ボディプランのいろいろ（実際には、さらに多様なものがある）

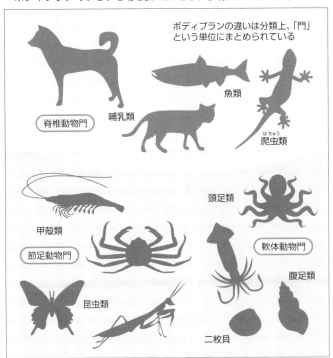

ボディプランの違いは分類上、「門」という単位にまとめられている

脊椎動物門　哺乳類　魚類　爬虫類

節足動物門　甲殻類　頭足類　軟体動物門　腹足類

昆虫類　二枚貝

***カンブリア紀**　地質年代でいうと古生代の最初期にあたる5億4100万年前に始まる時期。

　カンブリア紀には、様々な体の構造を持った生物が一気に登場したため、**生命大爆発**と呼ばれることもあります。大爆発というと生物が爆死してしまいそうですが、違います。どっかーん！　と生物の種類が増えた勢いの激しさを指しています。ただし、この時点では生物はまだ海の中です。めちゃめちゃ多くの生物が海の中でどんどん増えています。

◆生物がついに上陸！

　「この夏！　韓国で大人気のあのスイーツがついに日本上陸！」みたいな感じでタイトルをつけましたが、地球史では「5億年前！　海で爆増したあの生物がついに上陸！」という感じです。

　最初に上陸したのは、生物といっても自分で動くような生物ではなく、植物だったようです。続いて、無脊椎動物や両生類が陸地に進出していきました。

　私たち人間のような手足のある生物（四肢動物）の祖先は、両生類のイクチオステガだといわれています。ずっと海で過ごしていた彼が「陸に上がってみよう！」と勇気ある一歩を踏み出したことが、人間の誕生につながりました。このことに対して、筆者の知人が面白いことを言っていました。

　「こいつが陸に上がったせいで、人間のつらさや苦しみ、悲しみ、憎しみなどが生まれたのだ。このバカが陸に上がらなければ、俺はこんな苦しい思いをしなくて済んだのに！」

　言葉はきれいではないものの、とても面白い発想だと感じ、印象に残っています。

▼四肢動物の祖先：イクチオステガ

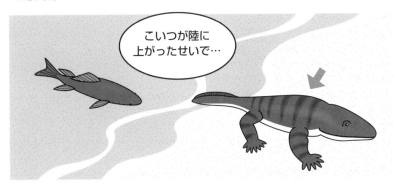

こいつが陸に
上がったせいで…

◆霊長類の誕生

　人間は生物学の分類でいうと霊長類です。霊長類が誕生したのは
6500万年前以降で、いまでいうチンパンジーなどと共通の祖先から
分かれて進化したといわれています。チンパンジーと人間は遺伝子
レベルだと99%同じだそうです。でも、両者には明らかな違いがあ
ります。それは、4足歩行か2足歩行かということです。2足歩行に
なったことで両手が自由になり、物を運んだり、何かを組み立てたり、
様々なジェスチャーをしたりできるようになりました。

　脳の進化も進んだ結果、言葉を話し、文字を書き、文化を生み出す
など目覚ましい進展を見せています。

　最初の人類は猿と人の間のような存在で、**猿人**と呼ばれます。猿人
は約400万〜200万年前に誕生した、とかつてはいわれていました。
有名なのがアウストラロピテクスという種族です。

　懐かしい名前ですね。噛みそうな名前だなと社会の授業で思った
人も多いのではないでしょうか。しかし、現代っ子が習う内容は違う
みたいです。最初の人類は、サヘラントロプス・チャデンシスという
種族で、約700万年前に誕生していたことが近年の研究で明らかに
なったそうです。

🔶 人類の進化

　猿人から原人（ジャワ原人、北京原人）、旧人（ネアンデルタール人）、新人（クロマニョン人）というように枝分かれして、現在の人類（ホモ・サピエンス）は進化してきました。

　人類は、脳が大きくなり、尻尾はなくなって骨格は丸くなるなど、生活や環境の変化に適応するため、体の骨格や構造を変化させています。いま現在も進化の途中であり、何万年も先の人類は、人体の構造が私たちとは異なっているかもしれません。

　このように、生物たちは新しい環境に適応するため、途方もない年月をかけて体の構造を進化させてきました。その変化はとても合理的であり、無駄のない構造をつくり上げてきています。人体の構造がいかに合理的ですごい進化をしてきているのか、すべてお伝えしたいところですが、本書のテーマから外れますので、人体の構造の中でも特に面白い呼吸器に絞って説明していきます。

　前置きが長くなりましたが、次節からはまず、呼吸器の代表的な器官である肺の構造や機能についてお伝えします。

▼北京原人　　　　　　　▼ネアンデルタール人

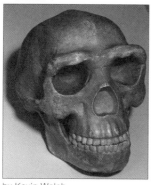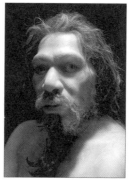

by Kevin Walsh

●参考資料
・野﨑 久義ら．ゲノム解読で初めて明らかになった多細胞生物のはじまり―ヒトではがんを抑制する「多細胞化の原因遺伝子」―．Nature Communications, 2016 年 4 月 22 日：7 巻，Article number 11370.

肺はどんな生き物でも一緒なの？
肺の構造

◆生物による肺の違い

　地球上の生き物(動物)は、呼吸をしながら生きています。**呼吸**とは、酸素を体の中に取り入れて、二酸化炭素を出すことですよね。呼吸をするために、魚類あるいは両生類の子ども(オタマジャクシなど)のように水の中で暮らす生き物はエラを使い、それ以外の多くの生き物は肺を使っています。

　ここで「多くの」としたのは例外があるからです。つまり、地上で暮らしているのに肺がない生き物もいるのです。

　肺のない生き物は意外に身近なところにもいます。それは、昆虫です。例えば、セミや蜂、チョウやガなどは肺がありません。

　ではどのように呼吸をするかというと、体の横に空いている**気門**という穴から酸素を取り入れています。そして、酸素は気管という管を通して全身に運ばれます。酸素と交換された二酸化炭素は気管の中を通って外に運ばれます。

　気門がわかりやすいのは、チョウやガの幼虫のうちイモムシ型のものです。体の横を見てみると、黒い点のようなものが並んでいます。これが気門です。

▼オオスカシバ(ガの一種)の幼虫における気門の位置

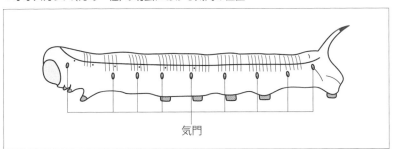

気門

　読者の皆さんは、ゴキブリは得意でしょうか。筆者はとても苦手です。家の中に小さなゴキブリが1匹出ようものなら、妻と一緒に大騒ぎになります。ゴキブリをやっつけるのに殺虫剤があればよいのですが、殺虫剤が手元にない場合は中性洗剤が有効です（どこかで聞いたことがある人がいるかもしれませんね）。

　なぜ中性洗剤が有効かというと、汚いものにはきれいにするものが効く!?　というわけではなくて、中性洗剤で窒息させることができるからです。

　どういうことかというと、先述のとおり昆虫には気門という呼吸用の穴があります。中性洗剤をかけると、気門が塞がれて呼吸ができなくなり、死んでしまうということなのです。

　こうしたことからも、生き物にとって呼吸は生きるために必須の活動だということがわかりますね。

◆ 鳥類の肺

　ここで、鳥類について知っておいてほしいことがあります。鳥類は空のとても高いところを飛んでいますよね。でも、地面からの高度が上がるほど空気も薄くなるはずなのに、あんなに高いところを飛んでいて苦しくないのだろうか、という疑問を抱きませんか？

　実は鳥類も、人間と同じように肺があり、肺を使って呼吸をしています。それにもかかわらず、空気が薄くても平気なのは、人間の肺とは構造が異なっているからです。大きな違いは、肺の働きを助けるのに、人間が横隔膜を利用しているのに対して、鳥類は**気嚢**と呼ばれる器官を利用していることです。

▼鳥類の肺

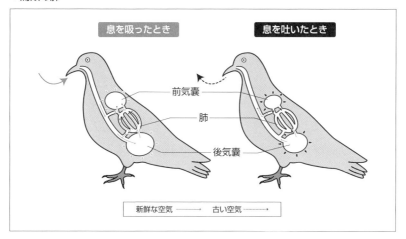

気嚢は、薄い膜でできた袋状の器官で、空気を溜めたり送り出したりする役割を持ちます。多くの鳥には9つの気嚢があり、それらは、肺の前につながる前気嚢と後ろにつながる後気嚢に分けられます。

気嚢を使った呼吸では、息を吸うときに新鮮な空気は、気管や気管支を通って後気嚢に送られ、一部はそのまま肺に入ります。息を吐くときは、前気嚢が縮み、溜まっていた二酸化炭素を多く含む空気は、気管支や気管を通り、鼻や口から体の外へ出ていく——という仕組みになっています。つまり、息を吸うときと吐くときの空気は混じることなく、流れが一方通行になっているということです。

この仕組みによって、吸うときは酸素濃度の高い空気だけをたっぷり取り込み、吐くときは二酸化炭素濃度の高い空気だけを吐き出すことができるので、無駄なく酸素と二酸化炭素の交換ができます。

このような呼吸の仕組みにより、鳥は空気が薄い高いところでも問題なく飛ぶことができるのです。例えば、アネハヅルやインドガンという鳥は、標高8849mのエベレストの上空でも飛ぶことが知られています。

◆肺の構造

　生き物の肺をもっとよく見てみましょう。下の図は生き物（脊椎動物）の肺を簡略化して描いたものです。この図からわかるように、イモリやカエルなど水中・水面や水辺で過ごすことが多い生き物は、肺の表面（空気と接する面）がツルツルもしくは凸凹が少ないです。

　それに対して、カメやウサギなど陸の上で過ごすことが多い生き物は、肺の表面が凸凹しており、複雑な構造になっています。

　これは、陸上で過ごす生き物は水中・水面や水辺で過ごす生き物と違い、空気を多く取り込む必要があるからです。陸上で過ごす生き物は、肺の表面積を広くすることで血液と空気が接する面積を増やし、空気の交換が効率よく行われるように進化してきたのです。

　人間は生物学的には哺乳類に分類されるので、ウサギと同じように肺の表面は凸凹して、複雑な構造をしています。

▼脊椎動物の肺

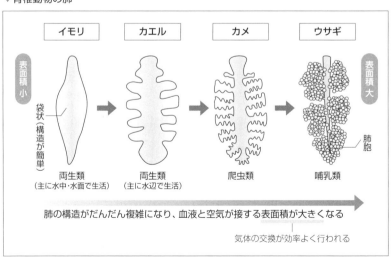

◆ 人間の肺

　これまで様々な生き物の肺を見てきましたが、次はやっと人間の肺についてです。肺はそれ単体で存在するわけではなく、気管や口・鼻とつながっています。これらをまとめて**呼吸器系**（または**呼吸系**、**呼吸器官**）といいます。

　肺はちょうど「胸」のあたり、**胸腔**という部屋の中に左右2つあります。呼吸で入った空気は気管を通り、枝分かれして気管支に入っていきます。

▼人間の肺

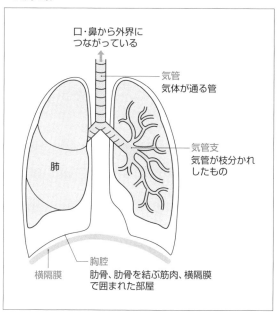

口・鼻から外界に
つながっている

気管
気体が通る管

気管支
気管が枝分かれ
したもの

肺

胸腔
肋骨、肋骨を結ぶ筋肉、横隔膜
で囲まれた部屋

横隔膜

　気管支はさらにどんどん枝分かれして、最終的には1つの**肺胞**につながっています。つまり、肺は無数の肺胞が集まってできた臓器ということです。

▼肺は肺胞が集まった臓器

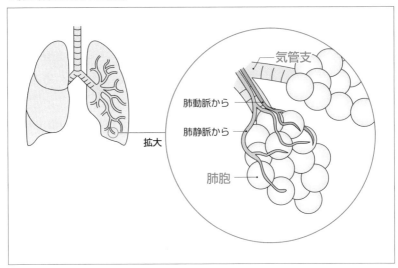

気管支

肺動脈から

肺静脈から

肺胞

拡大

　1つの肺胞をさらに拡大してみましょう。個々の肺胞を毛細血管が網の目のように取り巻いています。

▼肺胞を拡大すると…

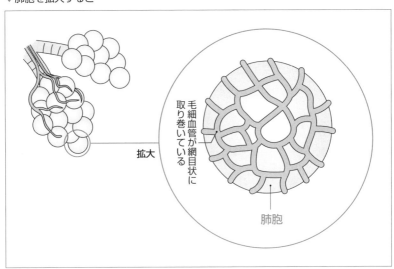

拡大

毛細血管が網目状に取り巻いている

肺胞

　肺胞1個に気管支1本がつながっていて、外界と空気のやり取りをしています。呼吸によって取り入れられた空気が肺胞まで達すると、そこで酸素と二酸化炭素が交換され、酸素は血管内の血液によって体内各所へ運ばれ、二酸化炭素は口・鼻から排出されていきます。毛細血管の壁も肺胞の膜も非常に薄いので、酸素や二酸化炭素が出入りできるのです。

▼肺胞の働き

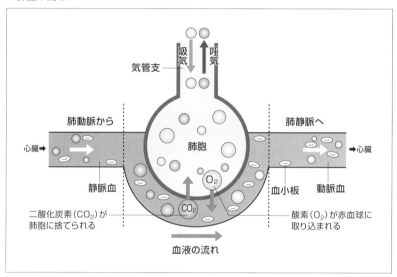

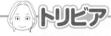

実質と間質

　肺胞はさらに細かく分かれており、肺胞の中を**実質**、肺胞の壁の部分を**間質**と呼びます。間質に炎症が起こり腫れることで、血液中に酸素を取り込みにくくなる病気を**間質性肺炎**といいます。

◆肺が2つなのはなぜ？

肺の数は？　と聞かれたら「2!」とすぐに答えられるでしょう。

では、右手の指の数は？

「5!」と答えた人は、ブッブー (不正解) です。

え？　なんで？　と思った人、「5!」は5の階乗を表すので5! = 120となって不正解。正解は「5」です——って、うわっ、めっちゃウザいですねぇ〜。

という冗談はさておき、「なぜ肺は2つなのでしょうか？」と聞かれたら、すぐに答えられますか？　おそらく大半の人は、すぐには答えられないと思います。というのも、こればかりは明確な理由というものがないからです。

ただ、有力な説としては2つあります。

理由①：大事な臓器なのでスペアがあったほうがよいから

理由②：スペースの問題で、多くしたくても2つが限度だったから

理由①について。呼吸は生きるために必須の活動です。呼吸をするためには肺が必要です。つまり、肺が使えなくなると死につながります。そのため、どちらか片方の肺に何かあっても大丈夫なように、スペアとして2つあるといえます。車には故障したときのためにスペアタイヤがついていますが、臓器にもそのようなスペアがついていると考えるべき、というものです。

理由②について。肝臓や心臓も重要な臓器だし、スペアは1つでも多くあったほうがいいじゃないか、と考える人もいるかもしれません。しかし、そういうわけにはいきません。なぜなら、体の中のスペースは限られているからです。

　実は、スペアが用意されていない臓器の中には、臓器自体に特別な機能が備わっているものもあります。例えば、肝臓には再生能力があり、悪い部分を取り除いて小さくなったとしてもまた再生してくるのです。肝臓は、全体の70%を取り除いたとしても、元の大きさまで戻り、肝機能もほぼ元のレベルまで回復することが知られています。でも、心臓は1つしかないし、特殊な機能もありません。

　だったら心臓も2つあったほうがいいじゃないか、目も大事だから3つあってもいいじゃないか……といった意見もありそうですが、スペースの問題とか体の効率による自然淘汰の結果、いまのような数と配置になっていると考えるのが自然です。

◆クジラは肺呼吸だけど陸では生活できない

　肺で呼吸をするのに海で生活している生き物もいます。それはクジラです。肺呼吸ができるなら陸上でも生活できそうですが、実はそうはいかないようです。なぜなら、クジラは体重が重すぎて、陸上では肺を広げることができないからです。

　どういうことかというと、肺を広げるには息を吸うことが必要です。でも陸上では、クジラは自分の体重が上から重くのしかかってしまい、息を吸うことができません。例えば、横たわったあなたの体の上に5人の人間がうつ伏せに乗ったらどうでしょうか。重くて苦しく、息ができませんよね。それと同じことがクジラにも起こってしまうようです。

　でも大昔、クジラの祖先は陸上に上がって生活を試みていたことが化石からわかっています。いまよりも体は小さくて、ワニ程度の大きさだったようです。クジラの祖先はシカのようなものだったといわれていますが、陸上での生活を諦めて海で生活するようになったら、いまのような大きな体で肺呼吸をする生き物になったと考えられます。とても不思議ですね。

3 今日はかまくら
胸郭・胸膜・横隔膜の仲良し三角関係

◆肺を守るもの

　前節で述べたとおり、肺は呼吸をするためになくてはならない大事な器官なので、しっかりと守ってあげる必要があります。

　さて、人間が持っているもので、とっても硬くて丈夫なものはなんでしょうか。それは、骨です。だったら、骨を使って大事な肺をガッチリと守ってあげるといいんじゃないかな、と思いますよね。

　私たちの体の解剖を見てみると、肺がある付近はこんな感じになっています。

▼胸部の臓器を保護する骨格

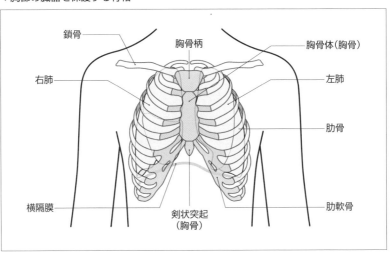

　肺は胸骨や肋骨、鎖骨、それに図にはありませんが背中側の胸椎といった硬い骨に守られていることがわかります。なお、胸骨、肋骨、胸椎を総称して**胸郭**といいます。

　となると、大事な臓器は骨で守ったほうがいいよね、ほかにも大事な臓器はいっぱいあるじゃん！　という発想ができた人には、こちらの生物を紹介します。亀です。

▼リクガメ

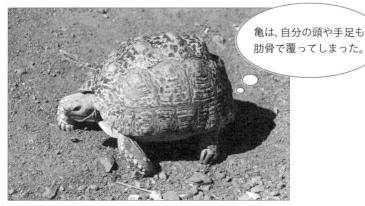

　亀の甲羅は、人間でいうと肋骨に当たるようです。人間の肋骨は肺や心臓などを覆うように守っていますが、亀の場合はそれだけではなく、自分の頭や手足も肋骨で守ってしまえばよい！　というように進化して肋骨が大きく発達し、いまのような姿になりました。

　では、人間だって大事な臓器は全部骨で守ってしまおう！　ということで、人間も亀のように進化したらどうなるでしょうか。
　体は大きくなり、背中も曲がらないし、なんだか不便そうです。体のどこかに悪いところができて手術が必要になったときも、骨に邪魔されて手術が難しくなりそうです。私はやっぱりいまの人間の形がいいなと思います。
　使い勝手やメンテナンスのしやすさを考慮して、人間は必要最小限の範囲を骨で守っているのでしょう。

◆もっと肺を守るもの

　骨は硬くて丈夫、肺は柔らかくてブニブニしています。柔らかいものが硬いものにぶつかるとどうなりますか？　水風船を地面に落とすと、軽く落とした場合は割れませんが、勢いが強いとぶっしゃーん！　と割れてしまいますよね。それと同じように、肺も強い衝撃を与えると、破れて穴が空いてしまうことがあります（**気胸**といいます。第2章4節を参照）。

　そのような事態をできるだけ防ぐため、肺と骨の間に何か保護するものが必要だということは容易に想像できます。

　そこで、人間に至るまでの進化の過程で、肺と骨の間に膜ができました。肺の側面にあるものを**胸膜**、肺の下側にあるものを**横隔膜**といいます。胸膜と横隔膜で囲まれた空間を**胸腔**といいます。肺は、これらの膜で覆われた空間にあるので、外部からの衝撃にも耐えやすくなっているのですね。

▼骨格と共に肺を守るもの

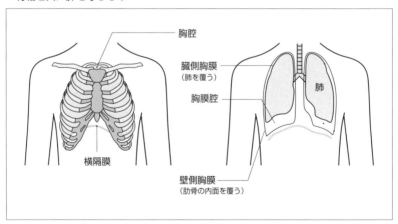

胸膜は1枚の膜ですが、「肺にピタッとくっついている部分」と「肋骨にピタッとくっついている部分」があり、肺の入り口（肺門部）でつながっています。肺にくっついている部分を**臓側胸膜**、肋骨にくっついている部分を**壁側胸膜**といいます。

臓側胸膜と壁側胸膜の間の空間を**胸膜腔**といいます。呼吸をすると肺が大きく広がり、臓側と壁側の胸膜がくっついて摩擦が生じるので、摩擦でガリガリ削られないように、胸膜腔には**胸膜液**（漿液）というものが溜まっています。

胸膜の役割はよくわかった！　肺があれば呼吸もできるし、肋骨と胸膜で守られている。これでヨシッ！　とはなりません。もう1つ、横隔膜があります。というか、横隔膜がなければ呼吸はできないのです。

実は、<u>肺は自分自身で大きくなったり小さくなったりすることができません</u>。横隔膜が上下に動き、肋骨の間にある肋間筋などの働きもあって、肺は大きくなったり小さくなったりします。

つまり、横隔膜と肋間筋によって胸郭が広がったり狭くなったりすることで、胸腔内の圧力が変化し、肺の大きさが変わる（＝呼吸ができる）のです。

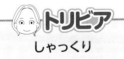

トリビア

しゃっくり

　しゃっくりは医学用語では「吃逆（きつぎゃく）」と呼びます。しゃっくりは横隔膜のけいれんによって起こります。横隔膜のけいれんに連動して声帯の筋肉が収縮し、狭くなった声帯を急激に吐く息が通るために、一定間隔で「ヒック」と発音する現象が起きるのです。

◆ 大気圧と胸腔内の圧力

　呼吸と圧力には大きな関係があります。なんか難しい話になってきたなと思うかもしれませんが、単純な仕組みですので、ちょっとだけ頑張ってイメージしてみてください。

　私たちが生活している地球には空気があります。空気は地上からずーっと高い上空までありますよね。ふだんあまり意識することがありませんが、空気にも重さがあり、私たちの頭のてっぺんには、頭のてっぺんから上空のずーっと高いところまである空気の重さがかかっています。それが大気圧です。

　大気圧は、海面と同じ高さでは1013 hPa（ヘクトパスカル）です。これを1気圧といいます。私たちも常に約1気圧の大気圧を受けて生活しています。

　1気圧というと実は結構大きな力です。1気圧とは、$1m^2$に約1万kgの空気がかかる圧力です——といっても想像しにくいので、手のひらを大体$100cm^2$とすると、そこに約100kgの空気が乗っているという計算になります。

▼大気圧

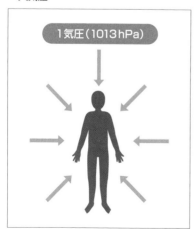

1気圧（1013hPa）

　では、そんなに大きな力がかかっているのに、なぜ人間はつぶれて死んでしまわないのかというと、人間は体の内側からも同じ圧力で押し返して、圧力を打ち消し合っているからです。人間の体は、鼻や口、内臓などに空気や液体が満ちあふれているため、外の空気と同じ圧力を持っています。そのため、大気圧がかかっても、内側から同じ力で押し返すことができています。

▼圧力の打ち消し

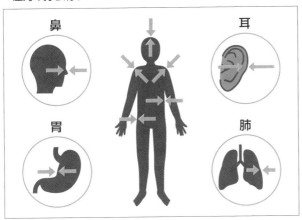

鼻

耳

胃

肺

　身近なところで大気圧を感じられる例として、「ポテトチップスの袋を持ったまま山登りに行くと、標高が高いところではポテトチップスの袋がパンパンに膨らむ」といった現象があります。
　標高が高いところでは大気圧が低くなり、ポテトチップスの袋の中のほうが相対的に圧力が高くなるため、袋が膨らむというわけです。

▼ポテトチップスの袋

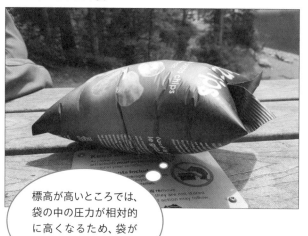
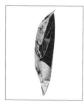

標高が高いところでは、袋の中の圧力が相対的に高くなるため、袋がパンパンに膨らむ。

　肺も同じように、通常は大気圧とバランスがとれるように、肺自身の弾力性や内側からの水分による押す力が働いて形を保っています。
　ただし正確にいえば、肺の押す力と大気圧がまったく同じだと、肺はしっかりと形を保てないので、肺のほうがちょっとだけ陰圧（マイナス）になっています。横隔膜の働きは、この大気圧と肺の押す力のバランスを崩すことで、肺を大きくしたり小さくしたりすることです。

トリビア
大気圧の働きが見える身近な例
・ストローを吸うことで飲み物が口に入る（コップに入った飲み物を上からの大気圧が下へ押している）。
・吸盤が外れない（外からの大気圧で押し付けられている）。
・ペットボトルの中の空気を抜くと、ペットボトルがつぶれた（外からの大気圧で押しつぶされた）。

◆ 呼吸のときの圧力変化

　呼吸は横隔膜によって胸腔内の圧力を変化させることで行われる、と説明しました。図を使ってもう少し詳しく見てみましょう。

▼吸息

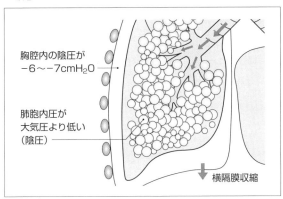

胸腔内の陰圧が
−6〜−7cmH$_2$O

肺胞内圧が
大気圧より低い
（陰圧）

横隔膜収縮

　息を吸うとき、横隔膜は下がり、外肋間筋は収縮して胸郭が広がります。胸郭が広がると胸腔内の陰圧が高まって、肺胞は膨らんでいき、肺胞内圧が大気圧より低くなったときに、空気が肺の中に流れ込んできます。これが**吸息**（息を吸うこと）です。

▼呼息

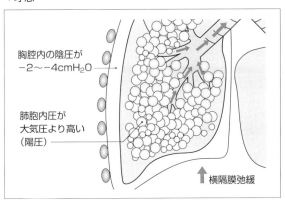

胸腔内の陰圧が
−2〜−4cmH$_2$O

肺胞内圧が
大気圧より高い
（陽圧）

横隔膜弛緩

　息を吐くとき、横隔膜は上がり、外肋間筋は弛緩して胸郭が狭くなります。胸郭が狭くなると胸腔内の陰圧が弱まって、肺胞はしぼんでいき、肺胞内圧が大気圧より高くなったときに、空気が肺の外へ出ていきます。これが**呼息**（息を吐くこと）です。

　呼吸とはこのように、「横隔膜が上下することによって胸腔内の圧力と大気圧の差を変化させ、息を吸ったり吐いたりする」行為だということになります。意外と単純な仕組みだということがわかったでしょうか。

◆今日はかまくら

　呼吸を行うためには、このように胸郭、胸膜、横隔膜が緊密に連携していることがわかりましたね。胸部の形を見てみると、肋骨が肺をドーム状に覆っていて、側面は胸膜、下は横隔膜で守られています。この形は何かに似ていませんか？

　そうです、かまくらです。無理矢理な感じは否めませんが、ご容赦ください。「胸部（きょうぶ）には胸郭（きょうかく）、胸膜（きょうまく）、横隔膜（おうかくまく）」ということで、呼吸で大事な部分は、「今日（胸）はか（郭）まくら（膜等）」と語呂合わせで覚えてもらえたらと思います。

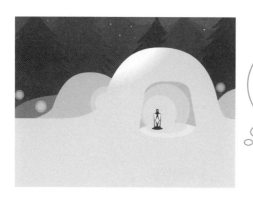

胸部、胸郭、胸膜、横隔膜は「今日はかまくら」と覚えよう。

4 肺は実は2つじゃない 本当は18個ある肺のお話

🔷 肺は分割できる

　ここでは肺の構造について詳しく説明しますね。肺の姿をイメージしてみてください。三角形をしていて、左右対照に同じ形のものが1つずつあるというのが、大まかなイメージではないでしょうか。

　しかし、肺をよく見てみると、肺は左右で少し大きさが違います。左の肺のほうが右の肺よりも少し小さいのです。

　これは、心臓が少し左に寄っているためであり、スペースの関係で左の肺は右の肺よりも少し小さくなっています。さらに、肺の表面には深い溝があります。右の肺には溝が2つ、左の肺には溝が1つあります。肺の大きさの違いにより、溝の数も異なっています。

　実は、肺はこの溝の線で分割することができます。右の肺を2つの溝で分割すると、上から順に上葉・中葉・下葉の3つになります。また、左の肺を1つの溝で分割すると、上から順に上葉・下葉の2つになります。こうした分け方を**分葉**といいます。左の肺には中葉がない、ということに注意してください。

◀前から見た分葉

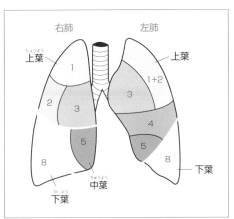

▼分葉と肺区域（内側面と外側面）

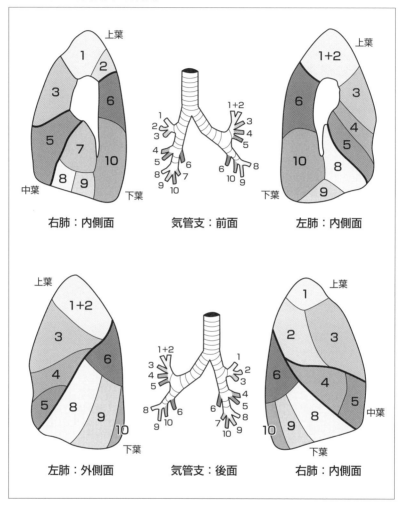

右肺：内側面　　気管支：前面　　左肺：内側面

左肺：外側面　　気管支：後面　　右肺：内側面

出典：肺葉と区域（https://www.jmedj.co.jp/files/item/books%20PDF/978-4-7849-
　　　3218-4.pdf）

◆分葉では気管支が分岐する

　分葉では、前述のように溝を境目にして、右の肺を3つに、左の肺を2つに分けていますが、そもそもその溝ができるのは、気管支がそのように分岐していることが原因です。

　私たちが口から吸い込んだ空気は、口から気管へ、さらに気管支へと流れ、肺に到達するわけですが、気管から左右に分岐した気管支をよく見ると、右側の気管支はさらに上、真ん中、下の3方向へ、左側の気管支は上と下の2方向へ分岐します。気管支の分岐に合わせて、肺も分葉されているというわけです。

　さらにいうと、気管支は分葉されたあとも、もっと分かれています。前ページの図のように、右の上葉・中葉・下葉はそれぞれさらに3つ、2つ、5つに分かれています。また、左の上葉・下葉はそれぞれさらに4つずつに分かれています。

　右は全部で10個、左は全部で8個、肺はなんと全部で18個の部分に分けられるのです！

　分葉された肺を、気管支の分岐に沿ってさらに18個に分けた各部分を**肺区域**といいます。

　なぜこんなに細かく分ける必要があるかというと、このようにしておくことで、肺の部位を正確に説明できるようになり、肺の悪い部分（がん細胞がある箇所など）をピンポイントで切除するといった治療にも大いに役立つからです。

　私たちの住所も、「〇〇県〇〇市〇〇町」だけではなく、さらに番地や号、アパート名などがついて、より詳しい位置がわかるようになっていますよね。肺の場合も、部位を正確に説明・把握するためには、より細かく分ける必要があるのです。

◆肺と肋骨の位置の関係

　呼吸器に異常がないかどうかは、肺の音を聴診して診断します。

　肺の聴診では、肺全体を聴診するために、分葉で分けられた部位（上葉、中葉、下葉）をまんべんなく聴く必要があります。とはいえ実際に聴診しようとすると、人間は人体模型ではないので、外から分葉の位置は見えません。そこで頼りになるのが肋骨です。

　ポイントとなるのは4か所です。1か所目は胸骨角です。胸骨角はどこにあるかというと、のどからお腹のほうへ向かって触っていくと、胸骨という硬い骨にぶつかります。

　胸骨の表面に山のように少し盛り上がっている部分があります。そこが胸骨角です。胸骨角のちょうど左右の窪み（肋骨と肋骨の間）が第2肋間という部分です。気管が左右の気管支に分岐する場所でもあります。

▼肺と肋骨の位置関係（胸部側）

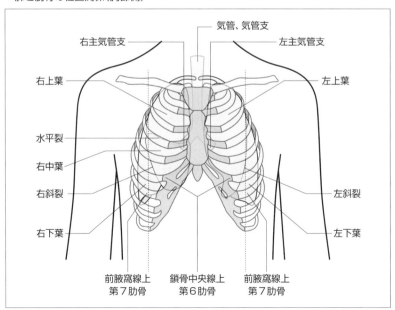

　2か所目のポイントは、第4肋骨です。第2肋間が特定できたら、そこから下2つ目にある硬い骨が第4肋骨になります。第4肋骨は、右の肺がちょうど上葉と中葉に分かれる部分になっています。

　3か所目のポイントは、第6肋骨です。第4肋骨から下2つ目にある硬い骨が第6肋骨です。第6肋骨では、右肺は中葉と下葉に分かれる部分、左肺は上葉と下葉に分かれる部分になっています。

▼肺と肋骨の位置関係（背部側）

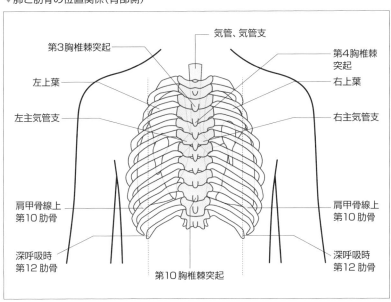

　4か所目のポイントは、背面にある第3胸椎棘突起です。背筋にあるボコッとした骨で上から3つ目の部分です。第3胸椎棘突起部分で、左右の肺は上葉と下葉に分かれています。

　これらのことから、上葉・中葉・下葉を特定してまんべんなく聴診するためには、次に示す部分で聴診を行えばよいことになりますね。

・上葉：第4肋骨より上
・中葉：第4肋骨と第6肋骨の間
・下葉：第6肋骨より下、あるいは第3胸椎棘突起より下

　上葉・中葉・下葉の場所を特定するための大事な数字は、第2肋間、第4・6肋骨、第3胸椎棘突起、まとめて「2・4・6・3」（にぃよんろくさん！）と覚えてしまいましょう。

---

column　のど飴は本当に効果があるのか？

　スーパーや薬局に行くと、のど飴が売られていますよね。のど飴はふつうの飴と何が違うのかというと、明確な決まりはないようです。
　「咳、痰、炎症などによるのどの声がれ、痛みや不快感を癒やすための飴」という意図であれば、のど飴と明記できるみたいです。

　しかし、成分などは定まっておらず、食品に分類されるものと医薬品に分類されるものがあります。特に医薬品として日本で効果が認められているのは「浅田飴」や「南天のど飴」など4種類だけだそうです。
　有名な「龍角散ののどすっきり飴」は、医薬品ではなく食品に分類されています。ちゃんとした効果を得たいのであれば、医薬品として認められているものを買うのがよいですよ。

⑤ 呼吸中枢は管制塔 呼吸をつかさどる超大事なところ

◆ 寝ている間も呼吸ができるのはなぜ？

　私たちは日中、自分の意志で体を動かすことができます。ご飯を食べたり、勉強したり、本を読んだり、自転車に乗ったりなど、「こうしたい！」と思ったことを行動に移して体を動かしています。

　その間、もちろん私たちは呼吸をしていますが、「呼吸しよう！」と思って呼吸をしていますか？　そうではないですよね。自然に、無意識のうちに呼吸をしています。眠っているときも意識はありませんが、しっかりと呼吸をしています。

　私たちがこのように、無意識の状態で呼吸できるのは、いったいなぜでしょうか。この謎を解く鍵となるのが、呼吸中枢という器官です。

◆ 呼吸中枢は呼吸の見張り番

　呼吸中枢は、脳幹の橋から延髄にかけての部分にあります。寝ている間の呼吸は、呼吸中枢にコントロールされ、自動的に胸やお腹が動いて呼吸を維持しています。この呼吸中枢は、心臓から血液に乗って運ばれる二酸化炭素などに反応して、呼吸の命令を出すという仕組みになっています。

　二酸化炭素が増えたら息を吸って酸素を取り込み、増えた二酸化炭素は息を吐いて排出する、ということを呼吸中枢が自動的に行ってくれているので、私たちは無意識に呼吸できるのです。

　呼吸中枢は、あたかも空港の管制塔のように、24時間常に「二酸化炭素が多いか少ないか」を監視し、呼吸をコントロールしているのです。

▼睡眠中の呼吸

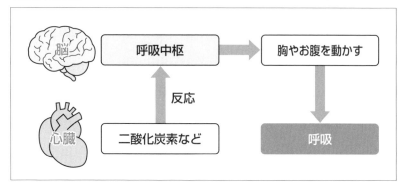

◆ 胸式呼吸と腹式呼吸って何が違うの？

　呼吸は呼吸中枢によってコントロールされているということをお話ししました。呼吸は胸やお腹を動かして行います。胸を使う呼吸（**胸式呼吸**）とお腹を使う呼吸（**腹式呼吸**）について説明しますね。

　皆さんは胸式呼吸や腹式呼吸という言葉を聞いたことがあるでしょうか。起きているときは胸式呼吸、寝ているときは腹式呼吸になる、ということはなんとなく聞き覚えがあるかもしれません。どのように違うのか、ここでは少し掘り下げていきますね。

　まず胸式呼吸とは、肋骨と肋骨の間にある筋肉（肋間筋）による胸の動きが目立つ呼吸です。息を吸うとき、胸が膨らんだり肩が上がったりする呼吸が**胸式呼吸**です。
　一方の腹式呼吸とは、横隔膜の活動が大きく、お腹の動きが目立つ呼吸です。息を吸うとき、胸はあまり膨らまずにお腹が膨らむ呼吸が**腹式呼吸**です。

　どちらも息を吸うことには変わりないのですが、よりたくさん息を吸うことができるのは「腹式呼吸」です。本文25ページで説明したように、呼吸をするために必要な筋肉は大きく2つあり、肋間筋と横隔膜です。肋間筋を使って胸郭を横に広げ、横隔膜を使って胸郭を下に広げることで、肺が膨らみ、息を取り込むことができます。

　胸式呼吸では、肋間筋により胸郭を横に広げる動きのほうが横隔膜を下げる動きよりも大きく、逆に腹式呼吸では、横隔膜を下げる動きのほうが肋間筋で胸郭を横に広げる動きよりも大きいのです。

　横隔膜を下に下げる動きは肋間筋の動きよりも大きく、息をたくさん取り込むことができるので、腹式呼吸のほうがより多くの息を吸うことができる、というわけです。

▼胸式呼吸と腹式呼吸

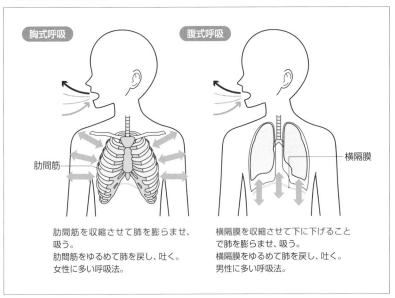

胸式呼吸

腹式呼吸

肋間筋

横隔膜

肋間筋を収縮させて肺を膨らませ、吸う。
肋間筋をゆるめて肺を戻し、吐く。
女性に多い呼吸法。

横隔膜を収縮させて下に下げることで肺を膨らませ、吸う。
横隔膜をゆるめて肺を戻し、吐く。
男性に多い呼吸法。

◆胸式呼吸と腹式呼吸はどっちのほうがいいの？

　腹式呼吸のほうが息をたくさん吸えるのなら、腹式呼吸だけでいいのでは？　と思うかもしれません。しかし、理由があるからこそ、人間は2つの呼吸法を使えるようになっているのです。

　胸式呼吸では、深呼吸を除いて横隔膜をあまり動かさずに呼吸を行います。一度に吸える息の量は少し少なくなりますが、呼吸を素早く行えるというメリットがあるため、運動時や日常の活動時に適しています。一方の腹式呼吸は、一度に吸う息の量が多いことに加え、自律神経に作用してリラックスさせるというメリットがあります。疲労回復やストレス軽減、不安解消などの効果が期待できるので、寝る前や入浴後のリラックスタイムに適しています。このように、胸式呼吸と腹式呼吸を場面に応じて使い分けることで、心身共に快適に活動したり休んだりできるというわけですね。

---

column ちょっと変わったギネス世界記録

　『ギネス世界記録』とは、アイルランドにあるギネスビールの会社（2000年以後は分離独立した事業会社）が毎年発行する、世界記録を集めた記録集です。オリンピックなどスポーツの世界記録ではなく、「ちょっと変わっているけどすごい」世界記録が登録されています。

　例えば、ゲップの音の大きさの世界記録。最新の記録では112.4デシベルです（2022年現在）。これは車のクラクションが2m離れたところで鳴ったのとほぼ同じ音量だそうです。かなり大きな音ですね！　また、爪の長さ世界一の人は、最も長い指の爪が197.8cmに達し、片手の全部を合わせると909.6cmだそうです。62年かけて伸ばしたとか。舌が世界一長い人は11.3cmで、自分の目や耳をなめることができるそうです。人体についても驚くような記録がまだまだ載っています！

6 解体新書の真実　〜杉田玄白は 解剖事典を書いていない!?〜

◀▶日本初の解剖事典『解体新書』

　人体の構造がどうなっているのか、人間誰しも怖いもの見たさで、なんとなく気になってしまいますよね。心臓ってどんな形をしているの？　脳の重さや質感は？……など、いまでこそ解剖図は世の中にあふれていて、図書館に行けばいつでも調べられるし、Webサイトやアプリで3Dの映像を見ることもできちゃいます。

　そもそも、いまのようにいつでも誰でも調べられるようになったのは、先人の功績があってこそです。献体してくれた人がいて、人体を解剖する人がいて、どこにどんな臓器や組織があるのか、文章や図面などの形で記録に残してくれたおかげで、医学の道が開けました。日本で最も有名な解剖学者といえば、「杉田玄白」という江戸時代の人ですね。

　杉田玄白は、日本で最初の解剖事典『解体新書』によって人体の構造や機能を明らかにし、日本における近代医学の先駆けとなりました。「神経」や「軟骨」、「動脈」などの言葉は、この本で初めて使われました。

▼杉田玄白と『解体新書』

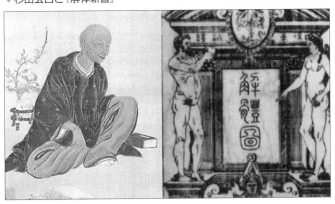

◆ 人体は五臓六腑でできている

杉田玄白が生きていた頃、人体は「**五臓六腑**」で構成されていると考えられていました。五臓六腑というのは東洋医学の考え方で、五臓（心臓、肺臓、肝臓、腎臓、脾臓）と六腑（胃、小腸、大腸、膀胱、胆嚢、三焦）を意味しています。五臓は生命に関するもの、六腑は消化や代謝に関するものとされています。

ところが、現代医学では臓器としては、もう1つ膵臓があります。また、六腑の中の**三焦**というものは存在しません。したがって、現代医学では「五臓六腑」ではなく「六臓五腑」が正しいということになります。膵臓が五臓に含まれなかった理由としては、膵臓が他の臓器のようなわかりやすい形態をしておらず、死後変化を起こしやすいこともあって、腑分け（解剖のこと）の際に臓器だとわからなかったのではないか、と考えられています。また、三焦とは上焦・中焦・下焦の3つをいい、全身の機能あるいは熱源を指すほか、狭心症の痛みを三焦（上焦）の痛みと呼んでいたようです。

▼五臓六腑

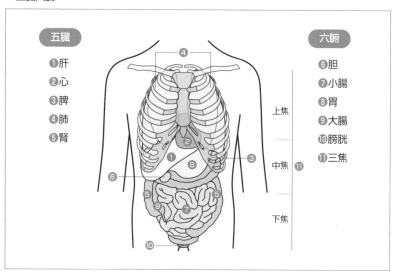

五臓	六腑
❶肝	❻胆
❷心	❼小腸
❸脾	❽胃
❹肺	❾大腸
❺腎	❿膀胱
	⓫三焦

上焦　中焦　下焦

◆ 杉田玄白は解剖をしていない!?

　杉田玄白は、何人くらいを解剖して、細かいイラストをコツコツ描いて『解体新書』をつくったと思いますか？

　実は、杉田玄白は解剖をしていません。解剖していないといっても、正確には、解剖（腑分け）の立ち会いは行っていました。当時、罪人が処刑されたあとに腑分けが行われており、解剖事典を持った玄白もそれに立ち会い、書籍の正確さに驚いたという記録が残されています。

　誤解されがちなのですが、『解体新書』は解剖しながらコツコツ書いたものではなく、オランダ語の解剖事典を日本語に訳したものなのです。えっ!?　と思った方、いま、ちょっと杉田玄白に幻滅しましたよね。玄白に幻滅……Yo！　じゃなくて、当時の翻訳といえば、現代と違ってオランダ語辞典というものがない時代なので、本当に手探り状態での翻訳です。宇宙語を翻訳するようなものですよ。どれほど大変だったことでしょうか。そのため、1冊の本を約4年かけて翻訳したそうです。

◆ 解体新書の原書は実はドイツ語

　『解体新書』の大元になった書籍は、ドイツ語で書かれた『ターヘル・アナトミア』という書籍です。近代の日本でも医療用語は長らくドイツ語が多く使われていたことからも、ドイツ医学の日本への影響の大きさがうかがえますね。

　ちょっとややこしいですが、ドイツ語で書かれた書籍をオランダ語に翻訳したものを杉田玄白が日本語に翻訳したのが『解体新書』です。つまり、解体新書は西洋の解剖事典の日本語翻訳版ということです。日本語版にするときに、一応、独自の表紙と注釈が加えてあるそうです。ただ、のちの調査で、誤訳がかなり多かったことがわかっています。

　特に、いまでは当たり前の「膵臓」という言葉に関しては、最後まで翻訳に困ったそうです。

　なぜなら、東洋医学では臓器は五臓（心臓・肺臓・肝臓・腎臓・脾臓）だと信じられていたので、まさか六臓目があるとは夢にも思わなかったからです。

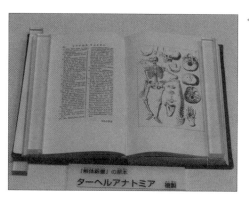

◀『ターヘル・アナトミア』（複製）

◆ 杉田玄白という名前はペンネームだった

　杉田玄白という名前はあまりにも有名ですが、実はこの名前は本名ではないことを知っていましたか？　「えーっ !?」という声が聞こえます。はい、本日2回目ですね。

　実は杉田玄白というのはいまでいうペンネームで、本名は「杉田 翼」といいます。いまふうで素敵な名前ですね！

　じゃあ玄白はどういう意味か、というと、当時、「玄」は「医者」、「白」は「素人」という意味を含んでいました。つまり、「玄白」は「ヤブ医者」というわけです。なぜ玄白という名前にしたのか不明ですが、本名を明らかにしたくなかったのでしょうかね。ヤブ医者と名乗っていても、多くの患者さんが来ていたそうです。さらに、天真楼という医学塾も開き、後進の育成にも携わっていたほどで、なかなかやり手の医者だったようですよ。

◆杉田玄白の最期

　杉田玄白は83歳で息を引き取りました。当時の平均寿命は34歳前後でしたので、非常にまれな長命です。まだ医学が未熟だったために正確な死因は不明ですが、おそらく老衰だったと考えられています。とんでもないほどの長生きですね。

　よく医者の不養生といいますが、杉田玄白に限っては不摂生はなく、健康にも至極気を遣っていたのだと思います。医療従事者の皆さんは、「間食しちゃダメですよ」と患者さんには言いつつ、自分は休憩時間にめっちゃお菓子食べる——なんてことは、もちろんしていないですよねぇ〜？

---

column　　完全食とは

　完全食（**完全栄養食**）という言葉を聞いたことがあるでしょうか。完全食とは、私たちが生きるために必要な栄養素を十分に含んでいる食品のことをいいます。

　1日に必要な栄養素の量は、年齢や性別、運動量などによって個人差がありますが、一般的な指標として、厚生労働省の定める「日本人の食事摂取基準」に基づき設定されている「栄養素等表示基準値」があります。

　コンビニなどで見かける「1日分の鉄分がとれる」、「1日に必要なビタミンCの2分の1を配合」などの文言は、主にこの基準値がもとになっています。

　完全食は「毎日これだけ食べていればOK」というものではありませんが、意識して取り入れることで、極端な栄養の偏りを防ぎ、食事の栄養バランスを整えることができます。

　ちょっとお値段は高いですが、忙しい現代人は身体のバランスを崩しやすいので、こうした食品を有効活用できるとよいですね。

呼吸にまつわる言葉のアレコレ
「あー」といえば「うん」という

◆ 息が合う

　日本には、呼吸にまつわる慣用句やことわざがいくつもあります。例えば、「息が合う」という慣用句は、「物事を行う調子や気分がぴったり合う」(goo国語辞典) という意味です。

　重い物を誰かと一緒に運ぶときには、「せーのっ」などとかけ声を出して、タイミングを合わせます。これが「息を合わせる」ということですね。

　息が合わないと、物を持ち上げることもうまくいきません。2人以上の人が息を合わせ、同じタイミングで物を持ち上げようとするから、安定して作業ができるわけです。

　「息が合う」に似た言葉で「馬が合う」という慣用句もありますが、こちらは、気が合うとか意気投合するという意味ですね。

◆ 阿吽の呼吸

　「水の呼吸～壱ノ型～水面斬り!!!」というのは漫画『鬼滅の刃』の主人公、竈門炭治郎の必殺技ですね。『鬼滅の刃』の世界では、様々な呼吸を極めることで、特殊能力を発揮することができました。呼吸は精神だけではなく肉体にも大きな影響を及ぼすことが、この漫画では表現されていますね。

　日本に昔からある慣用句の1つに「阿吽の呼吸」というものがあります。阿吽の呼吸の「**阿吽**」とは、サンスクリット語の「a-hūṃ（ア・フーム）」を漢字に当てたものです。「阿」は口を開き、「吽」は口を閉じて発する声のことで、そこから「呼気」と「吸気」の意味となり、2人が息を合わせることを**阿吽の呼吸**というようになりました。

　寺社の山門にある2体の狛犬あるいは2体の仁王は、1体が口を開き、1体は口を閉じていますよね。これは「阿吽」を表していて、2体で1つになるように息が合った様子が表現されています。ちなみに阿吽の像の位置は、神様から見て左側が阿、右側が吽と決まっています。

▼阿吽の像の位置

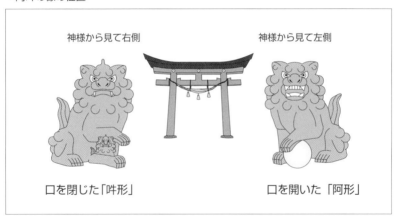

神様から見て右側　　　　　　神様から見て左側

口を閉じた「吽形」　　　　　　口を開いた「阿形」

◆「あ」から始まり「ん」で終わる

　仏教（正確には仏教の流れの1つである密教）では、阿吽は「世の中すべてのものの根源」と「それらすべてが最終的に行き着く先」の象徴だとされています。

　これは五十音が「あ」から始まり「ん」で終わることと関係しているようにも見えます。五十音の最初の音は「阿（あ）」、最後の音は「吽（うん）」と考えることもできますよね。

　ちょっと待って！　昔はあいうえお順じゃなくて、いろはにほへと…じゃない？　と思った方、鋭いですね。あいうえお順が主流になったのは明治時代といわれています。阿吽と50音の始めと終わりに関係があるというお話しは明治以降に一人歩きしたお話しのようです。あたかもそうなんだ！　と思わせる和尚さんのうまい小噺ですね。

◆ うんともすんともいわない。「すん」って何？

　阿吽の呼吸のつながりではないですが、「うん」といえば「すん」みたいなのが思い浮かんだので、「うんともすんとも」という慣用句について調べてみました。

　何かに対して力を働かせているのにまったく手応えがないとき、「うんともすんともいわない」と言い表すことがありますよね。「うんともすんとも」の「うん」は、承諾のほか、相手の話に相槌を打つ言葉としても用いられます。相手に返事をするときや話を聞くときに、「うん」とか「うんうん」とか言いますよね。

　では、もう1つの「すん」とはなんのことなのでしょう。気になって調べたところ、興味深い説に出会いました。それは、「ウンスンカルタ」の「ウン」「スン」から来ているというものです。

◆ ウンスンカルタとはなんぞや？

　ウンスンカルタというのは、聞いたことのない方がほとんどだと思いますが、元禄時代の終わり頃に考案されたカルタだそうです。カルタ自体がポルトガルから伝わったもので、ポルトガル語で「ウン」が「1」、「スン」が「最高点」を意味しているそうです。ウンスンカルタは、ポルトガルから伝わったカルタを日本風にアレンジしたものとなっています。現物は九州国立博物館などが所蔵しています。

▼ウンスンカルタ（熊本県の「ウンスンカルタの家」所蔵）

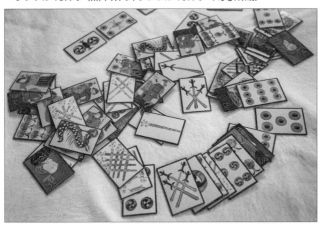

　ウンスンカルタは、数字を意味するイラストや人の絵柄が描かれた札で、現代のトランプのように扱われていたと思われます。主に大人が積極的に使っていたことがわかっているため、賭博用に使われていたと考えられています。

　一時的に流行したウンスンカルタも、天正かるたの流行に押されて消えていったといわれています。このことから、「誰もウンともスンともいわなくなった」というのが語源だという説があるのです。これだとしっくりきますね！

　でも、ウンスンカルタは、天正かるたから派生して元禄時代に登場したはずなので、この説は成り立たないようです（天正：1573〜1592年、元禄：1688〜1704年）。

　といったことで、残念ながら「うんともすんとも」の正確な語源は不明ですが、「うん」の語呂合わせとして「すん」が用いられたとする説も有力なようです。単なる語呂合わせならば、「すん」でなくても、「うんともぐんとも」とか「うんともぷんとも」でもよかったわけですね。

でも、たいていの場合、「うんともすんともいわない」というのは、相手に対して怒っているときです。そのため、「うん」ではなく「すん」とか「ぐん」とか返事をすると、相手をもっと怒らせてしまうので、返事には気をつけましょうね。

くしゃみをしたらお大事に

最後は海外のお話をします。「Aaachoo!(ハックション！)」、「Bless you!(ブレスユー！)」というのは、海外でくしゃみをしたときの合言葉みたいなものです。日本の忍者の合言葉「山」といえば「川」みたいなものですね……って、ちょっと違うか。

くしゃみをしたときに使われる"bless you"は「お大事に」という意味です。英語圏では、誰かがくしゃみをしたらまわりの人は「Bless you!」と言うのがふつうで、反射的に出てくるようなフレーズなのです。むしろ、"bless you"と言わないと「え、なんで？」という印象を与えてしまうようです。

Bless you って何？

"bless you"は"May God bless you"や"God bless you"を短縮したもので、英会話ではよく耳にする言葉です。"bless"は「祝福する、清める」という意味で、キリスト教に由来する言葉です。そのため、"May God bless you"(神のお恵みがありますように)には"God"(神様)が登場しますが、ほとんどの場合はあまり深い意味がなく、カジュアルなニュアンスで使われています。

日本語でも、くしゃみをした人に対して「大丈夫？」と声をかけることがあるように、"bless you"は「大丈夫？」「お大事に！」といった意味になっています。相手の体調を気遣う気持ちは日本も海外も共通なのですね。"bless you"に対する返答は"thank you"が正しいそうです。「大丈夫？」「うん、ありがとう」みたいな感じですね。

◆ くしゃみをすると魂が抜ける!?

くしゃみをすると、なぜ"bless you"と言うようになったのか、その理由が面白いです。くしゃみがどのような仕組みで起こるのか科学的に解明されていなかった時代、英語圏では、くしゃみをすると同時に魂が抜けてしまうという迷信がありました。魂が抜けてしまうだけでなく、その隙に悪魔が入り込むと信じられていたのです。

それを防ぐために、くしゃみをした人に対して「(悪魔が入り込むことなく、魂が戻るように)神のご加護を祈る」という意味で"bless you"が使われるようになった、という説があるそうです。

ちなみに、「幸運を祈る」とか「神のご加護を」という意味のハンドサインもよく使われます。ピースサインの人差し指と中指をクロスさせて十字架を表すようにすると、そのような意味のハンドサインになります。最近のスマートフォンの絵文字にも🤞マークがありますよね。あれって、こういう意味だったのですね！

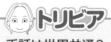

手話は世界共通？

代表的なハンドサインの1つに「手話」があります。ハンドサインで会話をする手話は、実は世界共通ではありません。

手話も各国で独自の発展を遂げており、外国の方と手話でお話をするには、その国の手話を勉強しなければならないのです。

column　ロカボとは

ロカボとは"Low Carbohydrate"の略で、ご飯やパンに含まれる糖質をとりすぎず、緩やかに減らすという意味です。

血糖値の上昇を抑えるなど生活習慣病の予防効果があるとされ、健康志向の若い女性や中高年層に注目されています。コンビニやスーパーでもロカボ食品が多く見られるようになりましたね。

ロカボには、近年、医師らの一部が提唱して広まってきたという背景があります。糖質はコメや小麦、砂糖に多く含まれ、摂取量が多すぎると血糖値の上昇や肥満につながり、糖尿病など生活習慣病のリスクが高まるとされています。そのため、もともとは糖尿病の治療食でした。

しかし、視点を変えたところ、一般の人から"続けられる＆効果があるダイエット"として認知され、いまでは減量、生活習慣病の予防・改善、美容やアンチエイジングなど多くの効果が期待される食事法となっています。

医学がダイエットに応用されたよい事例ですね。

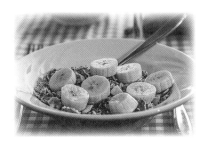

第 **2** 章

呼吸器症状

本章では、呼吸器の調子が悪くなったとき、ど
のような症状が起こるのか、それはなぜ起こる
のかを説明します。

① 息苦しさがあるから生きられるって ほんと？ 息苦しいってどういうこと？

◆ 息苦しさは体の SOS サイン

　突然ですが、読者の皆さんはプールで泳ぐとき息継ぎをしますよね。あれって、なぜ息継ぎをするのでしょうか。もし、息継ぎをせずに25mプールを泳ぎ切ることができるのなら、それは素晴らしいことです！

　普通の人なら、1回くらいは息継ぎをしたいと思うのではないでしょうか。なぜなら、息が苦しくなるからです。

　息が苦しくなるのはなぜかというと、人間の体は、体内の酸素が足りなくなると「息苦しい」というサインを発するからです。

　正確には、血液中の酸素濃度が下がったり、呼吸筋の動きを妨げるものがあって正常な呼吸の効果が得られなかったりすると、脳が息苦しさを感じるからです。息苦しいという感覚があるから、息苦しさを感じると人間は積極的に呼吸しようとし、たくさんの酸素を体に取り込むために深く大きな呼吸を何度も行います。

　もし、息苦しさという感覚がなければ、人間はいつの間にか酸素が足りなくなり、生命の維持ができなくなります。意識が突然遠のいて、バタンと倒れてしまう人があちこちで出てくることでしょう。

　息苦しさはとても嫌な感覚ですが、この感覚があるからこそ、人間の生命は維持できているのです。

◆もし人間がエラ呼吸できたら？

　でも、息苦しさってやっぱり嫌ですよね。人間だって、魚のように水の中で呼吸できたら、なんて便利だろうと思います。

　魚はどうして水の中で呼吸できるのかというと、エラを使って水の中にある酸素を体に取り入れることが可能だからです。

　魚が口をパクパクさせて水を飲むと、エラは濾し器の役割をして水を濾します。水はエラで濾されて、水中に溶け込んでいる酸素分子（O$_2$）は体の中に取り入れられ、それ以外は濾し器の穴を通って外にうまい具合に出ていく、ということですね。

　その一方で、体の中の二酸化炭素はエラを通る水に溶かされ、一緒に排出されます。

▼エラ呼吸

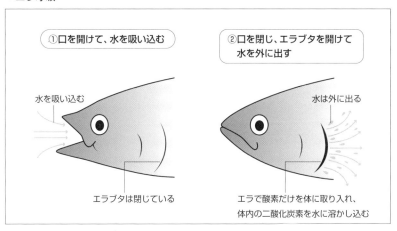

　人間も進化の過程でエラを発達させて、水の中でも生活できるようになっていたら、どんな生活を送っていたのでしょうか。想像してみてください、海の中で息継ぎもなくスイスイ泳ぐ人の姿を。

　美容整形の分野では、左右の頬から顎にかけてのフェイスライン
を**エラ**と呼びます。人間もこの辺りに本物のエラがあって、水の中で
も呼吸できるようになっていればよかったのでは？　と考えた人が
筆者以外にもいて、創作された空想上の生き物が半魚人です。

　姿形は人間に似ていて、皮膚や指先は魚のような生き物です。肺呼
吸もできるしエラ呼吸もできます。

　見た目はあまり可愛くないですが、陸の上でも水の中でも生活で
きるのは最高ですね！　広い宇宙のどこかには、こんな生き物もい
そうな気がします。

▼フェイスラインの中の「エラ」

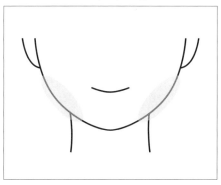

◆半魚人と人魚の違い

　半魚人と似たような言葉に「人魚」があります。半魚人と人魚って
同じだと思いますか？

　実はちょっと違います。半魚人は前述のとおり「姿形は人間に似て
いて、皮膚や指先は魚」、人魚は「上半身が人間、下半身が魚」という
違いがあります。なお、英語では人魚のうち男性をmerman（マーマ
ン）、女性をmermaid（マーメイド）と呼びます。ディズニー映画のア
リエルは女性なのでマーメイドです。

▼半魚人（『大アマゾンの半魚人』より）

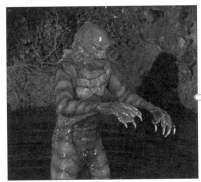

人と魚の中間的な
容姿をしている。

column　不老不死と冷凍保存

　人間は生まれたらいつか老いて死ぬのが運命です。でも、誰しも老いるのは悲しいですし、死にたくないと思うのが人間です。そんな、自然の摂理にあらがうような人類の永遠の夢、それは不老不死です。

　いつまでも若く元気に、そしていつまでも活動的でありたいですよね。かつて中国では、秦の始皇帝が中国を統一したのち、不老不死に執着して各地に臣下を派遣し、不老不死の薬を探させたそうですが、結局見つからず。日本にも徐福という人物が秘薬を求めて訪れたといわれ、各地に徐福来航伝説が残されています。

　現代でも、Google傘下の会社などが長寿に関する研究を進めています。これまで様々な実験や研究が行われてきましたが、不老不死の薬が完成したという報告はありません。

　その一方で、「人体を現在の状態のまま老いないように保存できないか」という研究も進められています。現在の状態のまま保存するというのは、つまり人体の冷凍保存ということです。現実味のない話かと思いきや、こちらはちょっとだけ成功の兆しがあるようです。人体の冷凍というと恐ろしいですが、カチンコチンにするのではなく、

体を冷やすことで生命活動を抑えることができないか、ということです。

　例えば、哺乳類の中でもリスやネズミ、熊などは冬場に冬眠します。冬眠では、体温を下げて代謝活動を低下させることで、ご飯を食べなくても長期間、寝て過ごすことができます。人間も哺乳類なので同じように冬眠という方法をとることができないか、という研究が進められています。

　これまで、実際に人間でも冬眠ができたという事例が報告されています。これは実験ではなく事故だったので再現はできませんが、雪山で遭難し生還した事例があります。雪山で遭難すると、多くの場合、低体温症で死んでしまいます。しかし、うまい具合に冬眠状態になったため、長期間飲まず食わずの状態だったのに奇跡的に生還できたとのことです。

　ほかにも、不思議な生物の生態から

冬眠を研究している事例もあります。クマムシという生き物がいます。クマムシは「地球上で最強の生き物」といわれています。なぜ最強かというと、クマムシは、マイナス273℃から100℃までの温度、真空から7万5000気圧までの圧力、高線量の放射線、実際の宇宙空間に10日間曝露したあとも生きているなど、地球上の生物について私たちが持っている常識を超越した「環境への耐性」を持っているからです。クマムシがなぜこれほどまでの過酷な環境下でも生きていられるのか、この生命力のメカニズムこそ、人間の不老不死にも活かせるのではないか——という研究が行われています。

　不老不死は本当に実現するのでしょうか。それは誰にもわかりません。いつの日かそんな未来がやってくるとよいですね。

◆ 息苦しさのメカニズムをもうちょっと詳しく

さて、話を半魚人や人魚から元に戻しますね。息苦しさを感じるメカニズムについて、もう少し詳しく説明します。

先ほど、血液中の酸素濃度が下がったり、呼吸筋の動きを妨げるものがあって正常な呼吸の効果が得られなかったりすると、脳が息苦しさを感じる——と説明しました。

脳は体の異常を判断する役割を持っているのですが、異常を検知するわけではありません。どういうことかというと、酸素濃度や「呼吸が正常に行われているかどうか」は、それぞれ別の部分が監視していて、監視して得られたデータを脳に送っています。

脳は、集まったデータをもとに、酸素が足りているのかいないのかを判断している、ということです。

▼呼吸調節機構

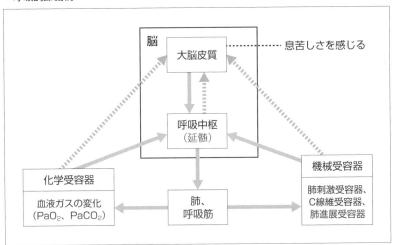

　血液中の酸素濃度を監視する部分を**化学受容器**、呼吸が正常に行われているかどうかを監視する部分を**機械受容器**といいます。

　そして、データを判断する部分を**呼吸中枢**といいます。呼吸中枢は延髄にあります。呼吸中枢が中心となって、息苦しさを大脳皮質に伝えたり、呼吸筋を働かせたりしています。呼吸はこのような仕組みで成り立っているのです。

◇ 呼吸の仕組みに異変が起きるとどうなるの？

　上述の三角形の仕組みを支える受容器や呼吸中枢がお互いにうまく機能し合うことで、正常な呼吸が保たれています。1か所でも異常が起こってうまく機能しなくなると、呼吸器疾患になります。

　次節からは、呼吸を支える三角形の仕組みがうまく作用しなくなったときに体はどのような反応をするのか、なぜ疾患が起こるのか、などについて詳しく述べていきますね。

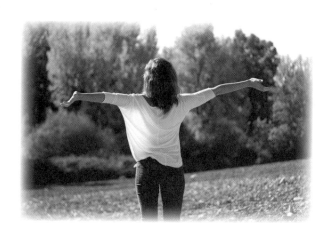

ゴホンッ!? なんじゃこりゃー！
痰に血が混じる喀痰・血痰

◆ ガーッペ！ っていうおじさん

「ガーッペ！」って、なんのことかわかりますか？　ヒントは「ときどき道端で耳にする音」です。

筆者が子どもの頃の話ですが、学校が終わるとよく、友達と一緒に近くの公園に行って、サッカーやドッジボールをしたり遊具に乗ったり……活発に遊んでいました。

いつも決まった時間になると、公園の前の道をグレーの作業着姿で自転車に乗ったおじさんが通りかかります。おじさんは公園の入口付近まで来ると、いつも「ガーッペ！」と声を出していました。

毎日同じ場所で同じ声を出しているので、「なんだろう？」と思って公園の入口付近を見に行ってみると、そこには、ややピンクがかった白くてネバっとしたものがいくつも地面に落ちていました。この本を読んでいるあなたはおわかりでしょう。痰です。ややピンクがかっているので、正確には血痰です。

グレーの作業着のおじさんは毎日、公園の入り口に血痰を吐き捨てていたのでした。

「ガーッ」とのどの奥から痰をのど元まで上げてきて、「ペ！」と痰を吐き出す音だったのです。

それ以来、筆者の中で排痰の音といえば「ガーッペ！」と認識するようになってしまいました。

◆痰とは何か

　さて、ちょっと汚い話になってしまいましたが、話の視点を人体に戻しましょう。痰は気道から出る分泌物です。

　気道というのは、鼻や口から、のど、気管までを指します。肺は気道ではありません。鼻や口、のどというのは常に濡れていますよね。それは、鼻や口、のどなどが常に分泌液を出しているためです。

　鼻はいわゆる鼻水、口は唾液、気管も粘膜の細胞から粘液と呼ばれる分泌液を出しています。粘液の粘度が高まってドロドロした感じになると、痰といわれる分泌物になります。

◆なぜ痰が出るのか

　痰が出るのは体の防御反応です。気道から出る粘液はもともとサラサラしています。粘液が痰というドロドロしたものになる原因は、細菌やウイルスです。

　細菌やウイルスなどの異物が口や鼻から気道に入ってくると、人間の体は細菌やウイルスを追い出そうとします。気道の表面には繊毛という細かい毛がたくさんあります（次ページの図を参照）。

　粘液に異物がくっつくと、粘液は異物を取り囲んで、閉じ込めてしまいます。異物を閉じ込めた粘液はドロドロした分泌物（痰）に変化し、繊毛の働きによって体の外へ押し出そうとします。繊毛によって異物が押し出されることにより、咳が出て、痰が体の外に排出さるのです。

　通常は、鼻や口の中ものどもサラサラした液体が流れているので、空気の通り道に障害はなく呼吸も楽にできます。しかし、粘り気が強い痰はなかなか排出されず、空気の通り道が邪魔されて呼吸が苦しくなることもあります。

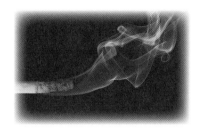

特に、タバコを吸っている人は痰が多くなる傾向にあるといわれています。タバコに含まれている有害物質を体の外に出そうとするため、どうしても痰が増えてしまうのです。

▼気道の表面

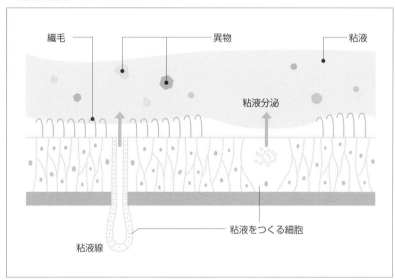

繊毛　　異物　　粘液

粘液分泌

粘液をつくる細胞

粘液線

◆痰の色でいろいろわかる

　痰が出るメカニズムはわかりましたね。次は、痰からわかる体の状態についてお話しします。

　冒頭にお話しした作業着のおじさんですが、痰はピンク色でした。通常、痰の色は無色透明です。細菌やウイルスに感染すると、痰が黄色や緑色などに変わります。痰の色と症状の関係は次ページの表のようになります。

▼痰の色と症状の関係

痰の色	主な症状
濁った白	気管支炎、気管支喘息、ウイルス感染症
黄色	細菌やウイルスなどの感染症
緑、黄緑	緑膿菌による感染、蓄膿症
黒っぽい茶色、赤褐色	肺炎、肺結核、肺がん
鮮血が混ざった色	肺出血、強い炎症

　ピンク色の痰というのは、痰にやや血が混じっている「血痰」という症状です。血が混じる原因としては、「肺からの出血」、「気道に強い炎症が起きており、その表面から微量の出血が生じている」といったことが考えられます。

　「口から吐き出すもの」というと、なんとなく嘔吐などのイメージが強くて、胃から出てきそうな感じがしませんか？　そのため血痰も、「胃が出血したことによって、痰に血が混じる」といったイメージをよく持たれます。そういったこともなくはないですが、ケースとしては少ないです。

　なぜなら、痰が出るのはあくまでも気道に細菌やウイルスが付着したことが原因だからです。もし、胃が出血しているなら、血液は胃液によって消化され、茶色っぽくなります（ただし、出血して間もないときは真っ赤になります）。

　「赤もしくはピンク色の痰が出た場合は気道からの出血」、「胃の出血なら茶色っぽく、胃液が混じってシャビシャビ」と覚えておきましょう。よく間違えますので、1つの目安にしてください。

　いずれにせよ、なんらかの色のついた痰が出るときは異常です。早めに医療機関を受診することが大切です。

咳嗽は悪いことではない
咳は異物を出すための反射

◆咳嗽という言葉の意味

　冬場、風邪をひくと出るのが咳です。医学的には咳とはいわず、咳嗽<ruby>咳<rt>せき</rt></ruby>といいます。ちなみに、咳嗽は英語で書くとcough（コフ）です。「コホンッ！」という咳をする音が語源だといわれています。

　日本語に戻って、「咳」という漢字のつくりには「亥」という文字がありますね。十二支の「い」、イノシシの意味ですが、「なぜイノシシ？」と思いませんか。咳の音がイノシシの鳴き声に似ているからでしょうか。いいえ、違います。

　実は、この「亥」はもともと「子どもの笑い声」を表す漢字だったようです。子どもの笑い声を意味する漢字は、その後、「孩」➡「咳」と変化し、「咳」は「コンコンと咳をする」という意味に変化していきました。

　その理由については、「咳」の音読みの「ガイ」がセキの音に似ているため、など諸説あり、どの説も決め手を欠いています。

　「咳」の訓読みはあまり知られていませんが、「しわぶき」と読みます（「咳く」で「しわぶく」）。『源氏物語』の中に次のような用例があります。

　「しはぶきおぼほれて起きにたり」

　　　　　　　　　　　　　（咳をしてむせて起きてしまった）
　「大夫、妻戸を鳴らして、しはぶけば」

　　　　　　　　　　　（大夫が戸を<ruby>叩<rt>たた</rt></ruby>いて咳ばらいをすると）

　このように、古くから咳をすることを「しわぶく」（旧仮名：しはぶく）といっていたことがわかります。

　「しはぶく」の由来は「繁（しは）吹く」とする説、「唇・舌（しは）吹く」とする説がありますが、やはりいずれも確証がありません。皆さんも「いやー、風邪ひいて結構しわぶいちゃって〜」と使ってみてください。今日では、おそらくほとんど通じないでしょう。

　「嗽」という漢字にも「セキ（をする）」という意味があります。「束」は速く、「欠」はかがむ、「口」は口から出すという意味を表しているようです。

　「嗽」も訓読みで「せき」とも読めます。

　つまり、咳嗽は「セキ（をする）」という意味の漢字2文字を重ねた熟語なのですね！

◇ 咳は我慢したらダメ⁉

　咳（咳嗽）の医学的な定義を見てみましょう。

　日本呼吸器学会の**診療ガイドライン**＊には、**咳嗽**とは「気道内に貯留した分泌物や異物を気道外に排除するための生体防御反応である」と記載されています。「生態防御反応」というところがポイントです。

　つまり、咳というのは気道にやってきた異物を体の外に排出しようとしたとき、自然に出る防御反応なのです。咳が出るのが嫌だからといって、咳を我慢したり咳止め（鎮咳薬）を使って咳を止めたりするのは、異物を外に出しにくくなることにつながるので、本当はあまりよくないことなのです。

　しかし、咳をすると唾液などの飛沫（ひまつ）も一緒に拡散されます。飛沫による新型コロナウイルスの感染を予防するため、屋内でのマスク着用は依然として推奨されていますが、屋外については徐々に装着不要ということになってきました。ただし、「飛沫が飛んでも当たらないように避ければいいのでは？」と思っている人がいるとしたら、それは現実には難しいでしょう。

＊**診療ガイドライン**　「咳嗽・喀痰の診療ガイドライン 2019」、日本呼吸器学会

◆咳嗽の速度は？

咳をすると、どれくらいの勢いで飛沫が拡散されるかご存知でしょうか？　これまで、咳嗽の速度は時速 200 ～ 400 km くらいではないかと考えられてきました。しかし、最新の技術を駆使してデジタルハイビジョン・ハイスピードカメラでくしゃみや咳嗽の速度を測定すると、意外な結果となりました。

くしゃみは速くても 7m/秒（時速25km）程度、咳嗽は速くても 5m/秒（時速18km）程度とのことです。この速さというのは、私たちが全速力で走ったくらいのスピードです。

「おっ！　それなら、頑張れば逃げ切れる！」と思うかもしれませんが、よく考えてみてください。逃げ切れるのは全速力で移動している場合です。普通に人と話すとき、相手との距離が1mくらいだとすると、いつ咳が出るかわからない状況で、しかも咳が出る瞬間から0コンマ何秒の間に全速力で退避しなければなりません。つまり、実質不可能だといえます。

ということもあり、飛沫を拡散しないためにもやはりマスクは大事ですね。

◆なぜ咳が出るの？　どうして止められないの？

さて、咳は我慢しないほうがよいとはいえ、我慢したい状況であっても我慢し切れず、どうしても出てしまいます。なぜ止められないのでしょう。

そこで、咳が出るメカニズムについても知っておきましょう。

咳が出るメカニズムは、「なぜ痰が出るのか」の項でも少し触れましたが、ここで改めて説明しますね。

　口や鼻からほこりやウイルスなどの異物が入ってくると、まず咽頭や気管、気管支など気道の粘膜表面にあるセンサー(咳受容体)が異物を感じ取ります。

▼咳が出る仕組み

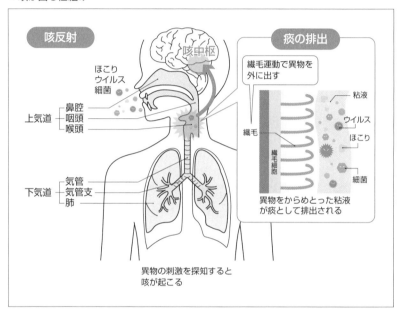

　センサーが感知した異物についての情報が脳にある咳中枢に伝わると、横隔膜や肋間膜などの呼吸筋(呼吸を行う筋肉)に指令が送られ、咳が出ます。これは意識的に行っている動作ではなく、無意識の反射で起こっていることです。この活動を**咳反射**(咳嗽反射)といいます。

　我慢しようと思っても咳が出てしまうのは、反射である以上、どうしようもないことなのです。

◆3 週間以上咳が続くときは要注意

咳が出る原因は、風邪によるものから、アレルギー性のもの、肺がんなど重い病気があるものまで、様々です。原因となる病気にかかってから3週間以内に収まる咳を**急性咳嗽**、3週間以上続くものを**遷延性咳嗽**、そして8週間以上続くものを**慢性咳嗽**といいます。

原因となる場所は、肺や気管だけではなく、鼻や胃ということもあります。ときにストレスが原因となることもあります。

臨床でよく見かけたのが、喫煙歴はなく働き盛りの30～50代のサラリーマンです。1か月以上続く咳に悩んで受診し、検査したところ、呼吸器には異常がありません。

しかし、よく調べてみると、胃液の逆流が起きており、その刺激によって食道の炎症と咳が引き起こされている、という診断でした。

これはストレスから派生して引き起こされる身体の不調の1つで、誰にでも起こりうる症状です。長引く咳は呼吸器以外が原因かもしれない、ということも覚えておきましょう。

▼咳の期間と原因

	咳が続く期間	原因となる病気
急性咳嗽	3週間未満	風邪、インフルエンザ、急性気管支炎など ※肺炎、肺結核、肺血栓塞栓症、肺がんなどの重い病気が原因の場合もあるので、X線検査で確認する。
遷延性咳嗽	3週間以上	咳喘息、アトピー咳嗽、副鼻腔気管支症候群、胃食道逆流症、慢性気管支炎など
慢性咳嗽	8週間以上	

●参考資料
・福ヶ野ら. 室内における咳による飛沫・飛沫核の挙動に関する研究（その1）模擬咳発生装置より呼出される飛沫の粒径・速度分布. 2017.
・Nishimura H, et al. A new methodology for studying dynamics of aerosol particles in sneeze and cough using a digital high-vision, high-speed video system and vector analyses. PLoS One. 2013; 8: e80244.

column　第六感は存在するのか？

　「第六感」という言葉を聞いたことがあるでしょうか。人間は五感（視覚、嗅覚、味覚、聴覚、触覚）を持っているといわれますが、これら以外に人間の持っている不思議な感覚のことをいいます。解明されていない感覚なので、霊感などと呼ばれることもあります。

　あなたはこれまでに、「嫌な予感がした」、「虫の知らせでなんとなく災いが起こりそうだと思った」などということはないでしょうか。その違和感や、いつもと違った変な感覚が第六感です。その感覚がどこから来るかは、わかっていません。

　ここからは筆者の推論ですが、第六感が働くときは外から見えない力が働いているのではないか、と考えています。この世界には未知のことがまだまだたくさんあります。例えば、いま私たちが存在するこの空間は3次元の世界です。そこに時間を加えて4次元の世界ともいわれます。

　しかし、物理学の有力な仮説によると、この世界は11次元でないと説明がつかないことがあるそうです。11次元というとまったく想像がつきませんが、興味のある方は「超ひも理論」を調べてみてください。高さ、横幅、奥行き、時間を除く7つの次元でなんらかの力が我々に働くことで、第六感と呼ばれる感覚がもたらされているのではないか——と筆者は推測しています。かつてアインシュタインは相対性理論において、「物体が光の速さに近づくほど、物体に流れる時間の速さは遅くなる」といったことを明らかにしました。その理論のおかげで、現代の人工衛星は正確な軌道を回ることができています。いまもなお、この世の中には解明されていない法則や理論があるのではないかと筆者は考えています。

　未知なことが明らかになるにつれて、世の中はもっと便利に、人類はもっと長生きになることでしょう。

ドキッ！
これは青春の頃のトキメキ!?
胸の痛みと呼吸の関係

◤ 若いイケメンの胸キュンな話

筆者が呼吸器外科病棟の看護師をしていた頃、いつもどおりに看護業務をしていると緊急入院の連絡がありました。

緊急入院の受け入れは残業につながることも多いので、スタッフ同士の話し合い（という名の押し付け合い）で、誰が担当するのか決めます。

通常、ほとんどの看護師は、緊急入院の受け入れ担当になるとテンションがガタ落ちなのです。

その日の受け入れ担当の看護師は、気分の浮き沈みが特に激しい人で、緊急入院の連絡が入った途端、ガッカリとうなだれた様子でした。しかし、患者さんに会った瞬間に態度が一変したのです。患者さんは20代前半の男性、細身でかなりのイケメンでした。さっきまでの落ち込みが嘘のように、楽しそうな表情で患者さんにヒアリングをしているのです。症状を聞くと、朝起きたら急に胸に痛みを感じて受診したとのことでした。

若い男性の胸の痛みといえば、そう、恋です。きっと気になる女の子がいたのでしょう。いつも彼女のことばかり考えて胸がキュンキュンする。恋の病なんて、お医者さんでも治せませんよ。

という冗談はさておき、呼吸器外科病棟に入院する若い男性の多くは、肺に穴が空いてしまう**気胸**という病気にかかっています。なんの前触れもなく肺に穴が空いてしまうことがあるのです。

特に、細身で長身の男性は気胸になりやすいという傾向があります。体の成長に対して肺の発育が追い付かないことが原因のようです。

肺に穴が空くってどういうこと？ 穴が空いたら肺はどうなるの？というのはもう少しあとでお話しします。

◆ 肺と大気圧の関係を復習しよう

本題に行く前に、まずは第1章の復習です。肺はなぜ大きくなったり小さくなったりするのか、覚えていますか。

通常、私たちの肺は大気から受ける圧力と肺が押し返す圧力のバランスにより、つぶれることなく保たれています。横隔膜が下がることで胸腔が陰圧になり、大気圧のほうが強くなると肺が膨らみます。逆に、横隔膜が元に戻ると肺の押し返す力が強くなり、肺が小さくなる──という仕組みでしたね。

このように、一定の圧力の差が生まれることで呼吸をしているのですが、ときにこの圧力の差が大きく崩れてしまうことがあります。それは、肺に穴が空いてしまう場合です。

肺に穴が空いた状態を**気胸**といいます。特に、なんの前触れもなく起きるものを**自然気胸**と呼びます。

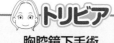

胸腔鏡下手術

気胸の手術は胸腔鏡下手術が一般的です。この手術は、1910年にスウェーデンで膀胱鏡を使った胸膜癒着の診断を行ったのが始まりだといわれています。今日では、気胸だけではなく、肺がんや肺結核など多くの胸部疾患の手術にも応用されています。

◆ 大きいブラのお話

　タイトルを見て、ちょっといやらしい想像をした人！　正直に手を挙げなさい。本書は健全な読み物です。期待してもそんなお話はいっさいありませんよ。

　さて、そりゃ胸は大きいほうが……じゃなくて、「ブラ」というのは肺の表面にできたコブのようなものです。肺の一部が小さなコブのように膨らんで、その部分だけ薄い膜のようになっています。見た目は風船ガムを膨らましたような感じで、薄くて破れやすくなっています。肺の表面にできたコブを**ブラ**、胸膜にできたブラを特に**ブレブ**と呼びます。さらに詳しくいうと、ブラは1cm以上のもの、ブレブは1cm以下などともいわれますが、臨床的に両者を細かく区別することはあまりないので気にしなくて大丈夫です。どちらもブラとしても問題ありません。

　ブラが破れると、中からポロッと出てきちゃうんですよね。柔らかくてふわふわしたとても尊い……空気です。当たり前です。勘違いしちゃだめですよ。

▼肺の表面にできるコブ（ブラ／ブレブ）から気胸が生じる

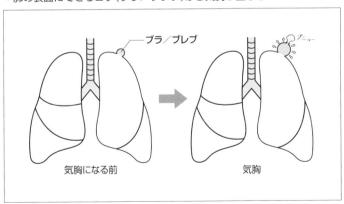

ブラ／ブレブ

気胸になる前　　　　　気胸

◆肺に穴が空いたらどうなる？

さて、話を戻しまして、肺に穴が空いたらどうなるのでしょうか。肺に穴が空くと、肺は大気圧を押し返す力がなくなります。穴が空いた風船の中にいくら空気を入れても、穴から空気が抜けてしぼんでしまいますよね。それと同じようなことが、肺でも起こります。

肺が膨らまないとどうなるかというと、呼吸ができません。空気の取り入れができなくなるからです。片側だけの場合はもう片方の肺で呼吸できますが、とても苦しい状態です。両側とも気胸の場合は緊急の処置を要します。軽度の場合はそのまま安静に過ごして自然に穴が塞がるのを待ちます。呼吸状態の悪化が著しいときは、胸腔ドレナージや胸膜癒着術などによって人工的に肺を膨らませます。処置の詳しい内容は第5章でお話ししますね。

気胸は男性に多いとはいえ、女性にも起こりえます。もし胸キュンな話をすることがあれば、たまには気胸の話でもしてみましょう。この冗談をわかってくれる人と一緒になることが一番の胸キュン話です。

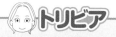

"恋をするとキレイになる"は本当？

恋をすると乙女がキレイになる理由の1つが実験で明らかになったそうです。

女性を被験者とする実験で、「イケメンの写真を自分の好みの順に並べ替える」という操作を何度か行ってもらった結果、顔の肌の血流がよくなったそうです。顔の肌の血流がよくなると、くすみやクマの軽減につながります。胸キュンすることで、肌もよりキレイになるようなのです。

指先や唇が紫色になる!?
チアノーゼとヘモグロビンの
秘密の関係

◤ 唇が赤いのは人間だけ

　この原稿は7月に書いています。いよいよ夏本番という時期ですが、夏といえばプールですね！　プールに長時間入って、唇が紫色になってしまった経験がある人も多いのではないでしょうか。

　唇というのは、口唇粘膜の一部がめくれてできた部位です。鏡で自分の顔をよく見てください。額から顎にかけてほぼ全体が肌で覆われているのに、唇だけが赤いです。実は唇は、口の中につながる粘膜の一部が外側にめくれているのです。なぜ赤い色をしているかというと、皮膚がとても薄く、たくさんの血管が通っていて、血管が透けて見えているためです。

　プールに長時間入って体温が下がると、血管が収縮して酸素供給量が不足します。血管の中で酸素を運ぶのはヘモグロビンです。ヘモグロビンは、酸素を運んでいるときは真っ赤な色をしていて、酸素を運んでいないときは赤紫色をしています。

　酸素供給量が低下すると、酸素を運んでいないヘモグロビンが増えるので、血液が黒っぽい色になり、紫色に見えるのです。このような状態を**チアノーゼ**といいます。チアノーゼは唇だけでなく、指先でも見られることがます。チアノーゼが見られたら、酸素が足りていないという合図になります。

　また、唇が赤いのはなんと人間だけだそうです。人間の唇が赤い理由は、言葉の発達のため、性的アピールのため（女性は赤い口紅をつけますよね！）など諸説ありますが、どの説にも確証はありません。理由はともかく、赤い唇は人を魅了しますね！

▶ヘモグロビンと仲がいいのは酸素だけじゃない

　ヘモグロビンには酸素を運ぶ役割がある、と説明しました。ヘモグロビンは酸素ととっても仲がいいですね……表面上は。でも、酸素と一番仲良しと見せかけて、実はもっともっと親密な関係にあるのが、一酸化炭素です。

　ヘモグロビンは、酸素の200〜300倍も一酸化炭素とくっつきたがるのです。そのため、一酸化炭素が微量でもあると、ヘモグロビンは酸素ではなく一酸化炭素と結合してしまい、血液は酸素を運搬できなくなってしまいます。すると、私たちの体は酸欠状態になります。

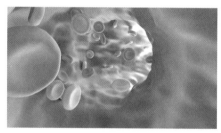

◀ヘモグロビン(イメージ)

　一酸化炭素が発生しやすくなるのは、閉め切った室内でガスや灯油を燃やしたときです。酸素が不足した状態で燃えると不完全燃焼になり、一酸化炭素が発生します。一酸化炭素を吸うと、私たちの細胞は酸欠状態となって、頭痛やめまい、意識障害を起こします。

　空気中の一酸化炭素濃度が増すと共に症状は強くなり、症状が出るまでの時間も短くなります。一酸化炭素濃度0.02％では数時間で軽度の頭痛が出現してくる程度ですが、0.16％では2時間、0.32％では30分、1.28％では数分で死亡するとされています。

　一酸化炭素には特別なにおいや色、刺激がないので、空気中にあっても気づかず、知らない間に中毒症状を起こす危険があります。とても恐ろしい事態につながるので、しっかり換気をすることが大切ですね。

⑥ 胸だけ診るのはツメが甘い 爪でわかる呼吸器の病気？

◆ 爪は健康のバロメータ

　体の調子がいいかどうかは、実は爪を見るだけでわかることもあります。自分の爪を見てみましょう。爪は**ケラチン**という硬いタンパク質からできていて、皮膚が変化したものです。個人差はありますが、手の爪だと成人では1日に約0.1mm伸びて、生え変わるのに5か月程度かかるといわれています。

　5か月間ずっと伸び続けているので、爪を見れば健康状態がよかった時期や悪かった時期がわかります。爪は、それ自体の色は透明ですが、爪の下の毛細血管が透けて見えるので薄いピンク色に見えます。表面が滑らかなのが健康な爪です。

　体調が悪かったり栄養が足りなかったりすると、肌が荒れるのと同じように、爪の色や形にも変化が起きます。

◆ 爪に模様があるとヤバい？

　健康な爪は滑らかですが、体の調子が悪いと、横縞や縦縞ができたり、爪の先が曲がったりします。

　爪に横縞ができるときは、栄養障害やストレスが原因です。ほかにも、不規則な生活や高熱が出たとき、皮膚病、糖尿病などの慢性疾患でも横縞が入ることがあります。これは血流が悪くなって、一時的に爪の発育が止まることで起こるといわれています。

　次に縦縞は、ダイエットの影響で栄養不足になったり、乾燥、加齢などにより血行が悪くなったりするとできやすくなります。縞が黒っぽい場合は、皮膚がんなどの可能性もあります。

▼爪にできる模様

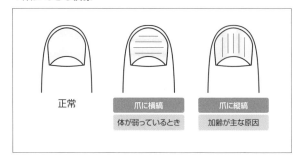

正常　　　　爪に横縞／体が弱っているとき　　　爪に縦縞／加齢が主な原因

column　カフェインが多い飲み物

コーヒーブレイクということで、文字どおりコーヒーについてお話をします。コーヒーといえば、カフェインが多く含まれていることで有名ですよね。しかし、コーヒーに含まれるカフェインの量は、飲み物の中での順位としては第3位です。コーヒー100mLに含まれるカフェイン量は60mgです（出典：農林水産省「カフェインの過剰摂取について」）。

気になる2位と1位ですが、第2位は玉露。玉露100mL当たりに含まれるカフェイン量は160mgです。そして、第1位はエナジードリンク。エナジードリンク100mL当たりに含まれるカフェイン量は32〜300mgです。エナジードリンクは含有量に大きな幅がありますね。

カフェインの多い順ランキングでは、コーヒーよりも上がいることがわかりますね。中でもエナジードリンクは含有量が特に多いので、カフェインの過剰摂取に注意が必要です。市販されているお茶やコーヒーにはカフェイン量が記載されていることが多いので、気になる人はパッケージをチェックした上で購入するようにしましょう。

◆指先が丸く膨らんでいたら呼吸器の注意信号

すべての指先が丸く膨らんで、と下図の右下のイラストのように爪先が180度以上となり、指先を包むように大きくなった状態を、**ばち状指（ばち指）**といいます。ちょうど太鼓のバチのように指先が丸く太くなる様子から名づけられました。

ばち状指が見られるときは、主に呼吸器に異常があると考えられています。ばち状指と呼吸器疾患の因果関係については様々な説がありますが、いずれもまだ確証がありません。

呼吸器の異常がないかどうかアセスメントするときは、胸部だけでなく爪も見ておく必要があります。

▼ばち状指

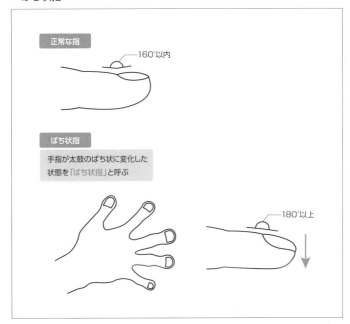

正常な指　160°以内

ばち状指　手指が太鼓のばち状に変化した状態を「ばち状指」と呼ぶ　180°以上

7 本当に大丈夫？
いびきは睡眠時無呼吸症候群など
「悪い睡眠」の警告音

◆いびきってなぁに？

　「グー、グー、……」。室内に響き渡る大きな音。あなたはこんな音を出していませんか？　一緒に寝ている家族は迷惑していても、たいていの場合、本人は気持ちよさそうに寝ていて無自覚なのが厄介。ご存知のとおり、この音はいびきです。

　いびきの語源は、「息吹（いぶき）」とする説が最も有力のようです。「息」を「い」と読み、「息引き」「息響き」から来たようです。また、漢字では「鼻を干す」と書いて「鼾」となります。

　いびきをかくのは、寝ているときに下あごを支える筋肉が緩んで気道を塞いでしまうためです。　下あごを支える筋肉が緩むと、重力で下あごがのどにある気道の上に乗りかかってしまい、気道が狭くなります。　狭い場所を呼吸による空気が速く通過するために、いびきの音が生じます。

　この節では、「実は危ない!?」いびきの怖いお話をしましょう。

▼睡眠マーク

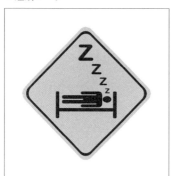

◆いびきの恐怖　その１「自律神経がフル回転！」

いびきをかいていると、肺に十分な酸素を送ることが難しくなります。そうすると自律神経中枢は酸素不足を解消するため、横隔膜を大きく動かして肺を膨らませるように指示します。また、同時に低酸素状態も引き起こされるため、自律神経は心拍を速くし、血圧を上げて酸素の供給量を維持しようとします。

つまり、いびきをかいていると、自律神経を休ませるはずの睡眠が、自律神経をフル回転で働かせることになってしまうのです。その結果、朝、目覚めたときになぜか体がだるいと感じたり、体の重さを感じたりすることにつながります。

▼いびきと気管の動き

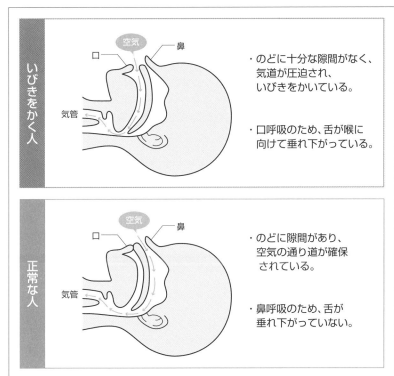

いびきをかく人
・のどに十分な隙間がなく、気道が圧迫され、いびきをかいている。
・口呼吸のため、舌が喉に向けて垂れ下がっている。

正常な人
・のどに隙間があり、空気の通り道が確保されている。
・鼻呼吸のため、舌が垂れ下がっていない。

◤いびきの恐怖　その２「睡眠中に呼吸が止まる！」

　いびきが悪化すると、睡眠中に呼吸の停止が起こります。呼吸が止まってしまうと、体は無理やり呼吸を再開するため、無意識のうちに睡眠が浅くなり、ときに覚醒します。ヒトはそうして生命の危機から脱出します。

　このようなことが一晩で数十回、多い人は100回以上発生します。寝ている途中で目が覚めてしまう人、もしかしたら呼吸が止まっているかもしれません。こんな状態では、とても質のよい睡眠はとれませんよね。

◤いびきの恐怖　その３「睡眠時無呼吸症候群」

　睡眠時無呼吸症候群（SAS＊**）** は近年、社会問題となっており、その潜在患者数は推定250万人にも及ぶといわれています。

　前項で述べたような睡眠中の無呼吸によって体に起こる様々な不調のことをいいます。

　寝ているときに無呼吸になると、いびきをかいている状態よりさらに酸素の供給量が少なくなるため、睡眠中にかなりの疲労が溜まります。

　また、睡眠時無呼吸症候群は単に疲労を蓄積させるだけでなく、生活習慣病を中心とした病気のリスクを引き上げます。例えば、高血圧の発症リスクは1.4〜2.9倍に上昇します。

　ひどいいびきがあり、かつ、日中に眠気を強く感じることが多い場合は、睡眠時無呼吸症候群の疑いがあり、専門の病院での診察と治療が必要になります。

＊**SAS**　　Sleep Apnea Syndrome の略。

　睡眠時無呼吸症候群の診断をするためには、まず「終夜睡眠ポリグラフィー（**PSG** ＊）検査」が必要となります。PSG 検査は、睡眠時無呼吸症候群のチェックだけでなく、睡眠の様々な状態をチェックするのにも使われます。

　検査によって睡眠時無呼吸症候群と診断された場合は、**CPAP** ＊という治療法が中心となります。CPAP は、鼻マスクとエアチューブを介して空気を送り込むことで、気道を押し上げ、呼吸を楽にする治療法です。呼吸が楽になることで、自律神経を休めることができ、疲労回復にもつながります。

　いびきは悪い睡眠の代表的なサインです。「いびきくらい……」と軽視せず、早めに対処することをお勧めします。

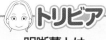 **トリビア**

明晰夢とは

　明晰夢（めいせきむ）は、夢の中で「これは夢だ」と自覚している夢のことです。自分自身で夢だと気づいているので、自由自在に夢の内容を操れるといわれています。

　明晰夢では、想像できるすべてのものを意識的に変化させることができるため、空を飛んだり、魔法が使えたり、超能力を操れたり……といった非現実な体験ができます。

　さらに明晰夢では、映像だけではなく、五感もリアルに感じられます。そのため、明晰夢を人為的に体験させることで、治療やアクティビティとして活用できないか、という研究も進んでいるようです。

＊**PSG**　　Polysomnography の略。
＊**CPAP**　Continuous Positive Airway Pressure の略。**持続陽圧呼吸療法。**

MEMO

第 **3** 章

呼吸を診るときの
ポイント

　本章では、呼吸器が正常なのか異常なのかを
判断するためのいくつかの指標について、なぜ
その指標を使うのか、その指標からどのような
ことがわかるのか、一部、歴史も振り返りつつ説
明します。

ウィズコロナの時代に欠かせない
数値 酸素飽和度とは何か

◆ コロナにかかると酸素が減っても苦しくない?

新型コロナウイルス感染症は、流行の初期に比べて重症化する人は減ってきたものの、新たな変異株が見つかるたびに感染者数が大幅に増加するなど、本書執筆時点ではまだまだ予断を許さない状況です。

このコロナに関しては、呼吸困難の自覚のないまま呼吸状態が悪化する"happy hypoxia"すなわち「幸せな低酸素血症」という状態が起こることが知られています。

通常、私たちは体に十分な酸素がないと息苦しさを感じます。ところが、上述したのは「酸素が足りなくなっているのに呼吸苦を感じていない」状態なので、「幸せな」と揶揄されています。自覚がないため、感染からしばらく経ったあと、気づいたときには呼吸状態がかなり悪くなっていることもあるようです。

この原因はまだはっきりとは解明されていませんが、「コロナが悪化しやすい高齢者や糖尿病の人は、もともと呼吸の調節機能が落ちていた」、「呼吸困難を感じる体内のセンサー(頸動脈小体)はコロナウイルスに感染しやすく、そのセンサー機能が落ちることで呼吸困難を感じにくくなった」、などが考えられています[*]。

---

[*] **参考** Martin J Tobin, et al. Why COVID-19 Silent Hypoxemia Is Baffling to Physicians. Am J Respir Crit Care Med. 2020;202:356-60.

◪体の中にどれだけ酸素があるかを測定する秘密道具

　体の中に酸素がどのくらいあるのか、外見からはわかりません。そこで登場する秘密道具、じゃじゃ〜ん！　パルスオキシメータ!!これは日本語では**経皮的動脈血酸素飽和度測定器**といいます。皮膚の上から光を当て、動脈血の「赤み」を測定する機械です。

　ちなみにこの機械は、日本のミノルタカメラ（現コニカミノルタ）で最初に開発されました。

▼パルスオキシメータ（使用イメージ）

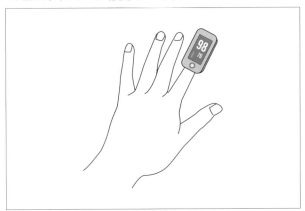

　使い方は、クリップになっている部分を開いて、手の指を挟み、爪の部分が発光部に当たるように奥まで差し込むだけです。

　痛みはなく、数値もすぐに出るので、体の中の酸素量を超簡単に測定できます。

🔷 血液はなぜ赤い？

　第2章5節でも少しお話ししましたが、血液が赤いのは、赤血球に含まれている**ヘモグロビン**という色素のためです。このヘモグロビンは、酸素とくっつく性質を持っています。

　肺で取り込んだ酸素は、肺に流れ込んでくる血液の中のヘモグロビンとくっついて心臓に戻り、そして全身へと運ばれます。正確にいうと、酸素は血液の液体の中にも溶け込みますが、溶け込んだ酸素のほとんどは組織まで運ばれず、液体の中を漂ったままです。

　このヘモグロビンは、「酸素とくっつくと赤くなり、酸素から離れると黒くなる」という性質を持っています。肺で酸素を溜め込んで心臓から飛び出したばかりの新鮮な血液（つまり動脈血）は、色が赤々としています。一方、全身に酸素を配り終えたあとの血液（つまり静脈血）は黒っぽい色になります。

　血液検査で採られた血を見て、「血は意外に黒いな」と思う人も多いようですが、これは、すでに全身に酸素を配り終えた静脈血を採取しているからです。

　パルスオキシメータは、先ほどお話ししたように動脈血の赤みを測定するため、肺から酸素をしっかり取り込めているかどうか測ることができるというわけです。

🔷 パルスオキシメータの仕組み

　パルスオキシメータで測る数値を、**動脈血酸素飽和度（SpO$_2$）** と呼びます。これは「血中のヘモグロビンのうち、何％のヘモグロビンが酸素と結合しているか」を示しています。そのため、最大値は100％になります。

　血液中に含まれている酸素（これを**酸素分圧**と呼びます）と、酸素飽和度（SpO$_2$）との関係は、次ページのグラフのようになります（これを**酸素解離曲線**と呼びます）。

◆ 酸素解離曲線

下図からもわかるとおり、通常、若い人の血液中の酸素分圧は95mmHg 程度で、これは酸素飽和度（SpO₂）でいうと98％に相当します。

また、高齢者では酸素分圧80mmHg程度で、これは SpO₂ 95％に相当します。機械の誤差を含め、95〜99％であればあまり大きな問題はありませんが、100％のときは状況により、過呼吸など、呼吸が多すぎることを疑います。

医療従事者は通常、肺や心臓に慢性的な病気がない患者さんの場合、SpO₂ が93％程度になると焦り始め、90％を切ると慌てます。90％は酸素分圧60mmHg に相当し、これを下回ると**呼吸不全**とされるためです。

下図でもわかるとおり、ここを下回ると急激にSpO₂が低下していき、いろいろな臓器が十分な酸素を受け取れなくなって、危険な状態となります。

▼酸素分圧と酸素飽和度の関係（酸素解離曲線）

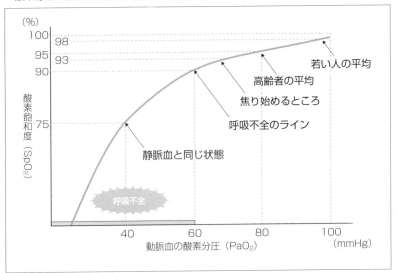

　通常は呼吸不全、つまり酸素分圧60mmHg、SpO$_2$ 90%を下回ったときには、酸素療法あるいは場合により人工呼吸器療法によって、酸素分圧を上げる必要が出てきます。このような判断の目安が、指に機械を挟むだけで得られてしまうのです。

　というわけで、痛みもなく簡単に体内の酸素の状態がわかってしまうスゴい機械、それがパルスオキシメータです。

---

column　指紋ってどうやってできるの？

　指の表面をよく見ると、細い線が無数に並んだ模様が見られます。これを**指紋**といいます。他人とまったく同じ顔の人がいないのと同様、指紋も他人とまったく同じという人はいません。家族であろうと一卵性双生児であろうと、似ていることはあっても、まったく同じということは決してありません。

　指紋はランダムに決まるのかと思いきや、大まかな形は遺伝子によって決まっています。そして、お母さんのお腹の中にいるときの胎位や羊水の濃度・成分などによっても、形成される指紋が変わるようです。

　指紋を分類すると、大きく3つのタイプに分けることができます。統計によると、日本人の約50%が渦状紋、約40%が蹄 状 紋、約10%が弓状紋とされています。

　ちなみに、指紋がまったくない人も世の中には存在するようですよ。自分の指紋はどんな形か、調べてみると面白いですね。

渦状紋	蹄状紋	弓状紋
日本人の約50%	日本人の約40%	日本人の約10%

血液ガスってどんなガス？ 動脈から採取する代表的な 血液検査

◆ 呼吸が正常に行われているって、どうやったらわかる？

　私たちは呼吸によって取り込んだ酸素を使い、生きるために必要なエネルギーを体の中で生み出しています。そのとき、代謝物として出るのが二酸化炭素です。

　体の中で発生した二酸化炭素は、血液（静脈血）に乗って肺に運ばれます。肺では呼吸によって、血液に乗った二酸化炭素を放出する一方、酸素を血液中に取り込むことも行います。その結果、肺を通過したあとの血液（動脈血）は酸素を豊富に含んでいます。

　このような呼吸の仕組みを考えると、呼吸が正常に行われている状態というのは、「動脈血に酸素が多く含まれ、二酸化炭素が少ない状態」だということがわかります。臨床現場では、肺が正常に機能しているかどうか調べるため、動脈血を採取して酸素と二酸化炭素の量を調べる検査しています。「二酸化炭素が正常に排出されているかどうか」の指標として$PaCO_2$が、また「酸素が正常に取り込まれているかどうか」の指標としてPaO_2が、主に活用されています。

◆ PaO_2 と $PaCO_2$ ってどういう意味？

　呼吸が正常に行われているかどうかの検査指標として、PaO_2と$PaCO_2$がある、と説明しました。O_2が酸素、CO_2が二酸化炭素というのはなんとなくわかっても、Paってなんのこと？　と思いませんか。

　Paというのは、Partial（部分的な）という意味だそうです。というわけで、PaO_2は「部分的な酸素」、$PaCO_2$は「部分的な二酸化炭素」というのが直訳です。

　部分的というのは、なんの部分に当たるのか謎ですよね。そこで本来の意味を持ってくると、PaO_2というのは、動脈血中に酸素がたくさん含まれているかどうかを示す値でした。

　しかし、血液という液体に溶けている気体（ガス）の量はどう測ったらよいのでしょうか。そこで、科学者たちが考えた結果、圧力で測ったらどうかということなりました。

　血液中に溶けている酸素を測るための指標であるPaO_2は、「動脈血の中に溶けている気体のうち酸素の部分の圧力」という意味です。PaO_2の正式名称は**動脈血酸素分圧**（Partial pressure of arterial oxygen）といいます。$PaCO_2$も同様で、正式名称は**動脈血二酸化炭素分圧**（Partial pressure of arterial carbon dioxide）といいます。これらを測定するための血液検査を**血液ガス分析**といいます。

◆基準値

　血液に溶けている気体（血液ガス）の基準値は下表のようになっています。Torr（トル）という見慣れない単位がついていますが、これは大気圧を発見した物理学者トリチェリの名前から来ているそうです。

　1Torr＝1mmHg（水銀柱）とされています。

▼血液ガスの基準値

項目	基準値
動脈血酸素分圧（PaO_2）	80〜100mmHg（Torr）
動脈血二酸化炭素分圧（$PaCO_2$）	35〜45mmHg（Torr）
水素イオン指数（pH）	7.35〜7.45
塩基過剰（BE）	−2〜 +2mEq/L
動脈血酸素飽和度（SpO_2）	95〜98%

◈血液を採取したら急いで検査室へ！

　血液ガス分析では、名前のとおり、血液ガス（血液に溶けている酸素や二酸化炭素などの気体）を測定します。

　ガスというのは、水に溶けていても、放っておくとどんどん大気中に拡散してしまいます。炭酸飲料を思い浮かべてみたらわかりやすいと思います。最初は炭酸のシュワシュワが強いけれども、時間が経つといつの間にか炭酸が抜けて、シュワシュワ感がなくなってしまいますよね。同じことが血液ガスの採取でも起こります。

　そのため、血液を採取したらすぐに検査室へダッシュです！早くしないと検査値が変わってしまうので、急いで検査する必要があるのです。

▼血液採取（イメージ）

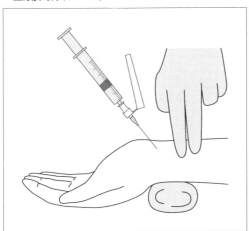

3 あなたに聞こえない音の世界 呼吸音で何がわかるの？

◆ 呼吸をするとき、なぜ音がするの？

　「スーハー、スーハー」——呼吸の音を文字で表すとこのようになります。吸うときはスー、吐くときはハーというイメージが湧くでしょうか。

　このスーとかハーとかいう音について、「なんでこんな音が鳴るの？」と聞かれたら、あなたは答えられますか？　以前、同じ質問を看護学生にしたら、答えられた人はわずかでした。

　結論からいうと、呼吸の音は、空気が鼻や気管などの組織の壁にぶつかる音です。音というのは空気の波です。波打った空気が耳に届くと、鼓膜が揺れて、私たちは音を感じます。大きな波だと大きい音、小さな波だと小さい音、一定時間における波の数が多いと高い音、波の数が少ないと低い音、といった具合です。

　呼吸の際にも、私たちが吸ったり吐いたりした空気が気管や気管支などにぶつかると、空気が波打ちます。聴診器で肺の音を聴くと、聴診器の膜を通じて空気の波が私たちの耳に届きます。

　お医者さんはこのようにして呼吸の音を聴いていたのです。

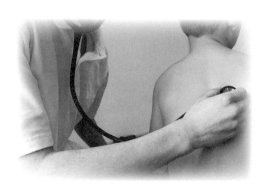

◆呼吸の異常と音の高さの関係

　なぜ呼吸の際に音がするのかわかりましたね。お医者さんが聴いている呼吸の音には、実はいろいろな音があります。というのも、空気の流れる音は、流れる場所によって、音の高さや混じる音なども様々だからです。

　例えば、楽器をイメージしてみましょう。皆さんが小学生の頃によく使ったリコーダーってありますよね。おそらくほとんどの人が使っていたのは、ソプラノリコーダーという高い音が鳴るタイプだと思います。ソプラノリコーダーは小さくて軽く、小学生でも持ち運びが容易ですからね。

　筆者の通っていた中高一貫校では、高校生になると、音楽の授業でアルトリコーダーというものを使っていました。アルトリコーダーは、ソプラノリコーダーに比べると太くてサイズも大きく、低い音が出ます。吹奏楽部は、テナーリコーダーやバスリコーダーなども使っていました。

　サイズが大きくなるにつれて、リコーダーから出る音もだんだん低くなります。これは空気の流れる通り道が広くなると、音が低くなる原理などを使っています。呼吸でも同じように、空気の通り道が狭いと高い音が、通り道が広いと低い音が聞こえます。

　呼吸に異常がある場合は、なんらかの原因で空気の通り道が狭くなっていることが多いです。つまり、「高い音が聞こえる場合は、呼吸になんらかの異常がある」と考えられます。

　また、空気が通る際に変な音が混じるのも異常です。変な音というのは、空気が流れる音以外の、水が揺れるようなピチピチという音や、泡がはじけるようなブクブクといった音です。原因としては、気道に痰が絡んでいることなどが考えられます。

　こうした異常な音がないかどうか、お医者さんは聴診器を使って聴いているのです。

◆ラララ〜、ララ〜ラ〜

　呼吸の異常な音を、専門用語で**ラ音**（らおん）ということがあります。ラ音というのは、呼吸を聴診したときに聴こえる異常な呼吸音のことです。ラ音はラッセル音の略です……っていわれても、今度はラッセル音ってなんやねん！　となりますよね。

　臨床では当たり前に使われているラ音という用語ですが、ラ音の由来についてあまり詳しく書かれている書籍がなかったので調べてみました。

　日本の近代医学はもともと西洋医学を取り入れたものであり、特にドイツの影響を受けています。戦前、ドイツの医学は世界一といわれるほど発展しており、ドイツの医学から学ぶことが多々ありました。そのため、今日でも日本の医療現場ではドイツ語に由来する用語がたくさん使われています。その1つがラ音だそうです。

　ラ音はもともとドイツではRasselgeräusch（ラッセルゲロイシュ）と呼ばれていました。ラッセルはドイツ語でガラガラという音、ゲロイシュは雑音という意味です。つまり、ラッセルゲロイシュというのは「ガラガラという雑音」という意味です。ドイツ医学で、肺から聞こえる雑音をこのように呼んでいたということです。ラッセルゲロイシュは長いので、日本では略して「ラ音」とされたようです。

　ちなみに、ラ音は**ベルクロラ音**や**副雑音**とも呼ばれます。ベルクロラ音は、ベルクロ（Velcro）社製のマジックテープを剥がすときの音（ベリベリッという音）に似ていることにちなんだ用語のようです。

服だけ透けてほしかった レントゲンは透視装置の失敗作!?

◆ レントゲンは失敗作?

　読者の皆さんも健康診断でレントゲン(X線)写真を撮ったことがあると思います。写真を撮るだけで、体の中が骨まで透けて見えてしまうという、不思議な装置です。男性諸君なら一度は思ったことがあるでしょう。女性の服だけ透けて見えるようなカメラがあれば……と。

　この世に生まれた超天才から超変態まで、数多くの男たちが自らの欲求を満たすためだけに、これまで血のにじむような努力をして研究・開発した夢のような機械、それが「スケスケ服ミエール」ことレントゲン装置なのです!

　開発者はレントゲン博士。これで女性の写真を撮れば、なんと服を着たまま露な姿が……。

「見えなーい‼　骨まで見えちゃったやん」

　博士は絶望を感じたに違いありません。人類の夢がついえた……。

「いや、待てよ。これを応用すれば、どこの骨が折れているのか、
体内に異物がないかとかわかるんじゃない?
医学に応用してみよう!」

　こうして、別の意味で人類の夢のような機械が誕生しました。
　…というのはもちろん大ウソです。信じないでください。レントゲン博士ごめんなさい。そうだったら面白いなぁ、というお話でした。

◆レントゲンの発見は偶然の産物

　さて、ここからはレントゲン誕生にまつわる本当の話です。専門的な内容に立ち入ると難しくなるので、ざっくりとお話ししますね。

　レントゲン装置を開発したのがドイツの物理学者、レントゲン博士だというのは本当です。

　レントゲン博士は、真空にしたガラス管の中で高電圧をかける実験を行っていたとき、金属板さえも通り抜けられる未知の光線が発生していることに、偶然、気づきました。レントゲン博士はこの光に、「未解明のもの」という意味を込めて「X線」という名前を与えました。これがレントゲン装置の開発の始まりです。

　レントゲン博士は、物理学会誌にX線の発見に関する論文を発表。さらに、「体の内部を映し出す性質がある」ことの証明として、奥さんの手の写真も公表したことから、医学への応用の可能性に注目が集まりました。

▼レントゲン博士

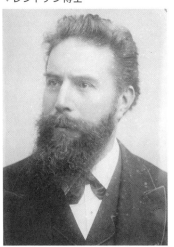

▼X線による手の内部の写真

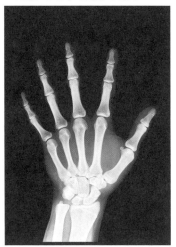

◆日本に伝わったのはいつ？

　いまと違って、当時はインターネットなどありませんので、この情報が日本に伝わるまでには少し時間がかかりました。

　X線発見のニュースを日本に最初に伝えたのは、当時ベルリンに留学中だった物理学者の長岡半太郎 (1865-1950) でした。

　長岡半太郎って誰？　と思った人も、「原子模型の元祖をつくった人」といえばわかるかもしれません。原子核と電子の位置関係を土星のような形で表したやつです。

　長岡博士の原子模型は不正確なものではありましたが、そのアイデアはのちのラザフォードの原子模型などに受け継がれています。

▼原子模型

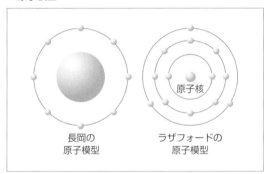

長岡の
原子模型

原子核

ラザフォードの
原子模型

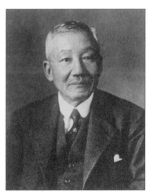

◀長岡半太郎

　長岡博士がX線の情報を日本に伝えたあと、日本でもX線の実験が開始されました。やがて、骨の写るX線写真は、骨折の診断や、弾丸など体内の異物の診断に利用され始めました。

　本格的な医療用X線装置としては、1898年、東京帝国大学(現:東京大学)と陸軍軍医学校に、ドイツ製の装置が初めて設置されました。国産の医療用X線装置も開発され、1909年に第1号機が千葉県内の病院に設置されました。こうしてX線診断学(今日の放射線診断学、画像医学)が誕生し、発展していったのです。

◆X線の性質

　X線は、写真を写すための板(感光板)を黒く変色させる性質があります。写真を撮られる物体のうち、X線を透過させた部分は黒く写り、X線を遮断した部分は白く写ります。人間の体でいうと、X線の透過度が高い組織には皮膚や空気(肺)、筋肉、軟骨などがあります。

　逆にX線の透過度が低いものとしては骨、そして組織をより明瞭に描き出すために注入する造影剤があります。さらに、肺炎や腫瘍などのある部位でも、周囲の組織より透過度が低くなって白く写ります。

　X線だけではモノクロの画像しか得られませんでしたが、最新の技術では、AIと組み合わせて組織を赤や青などに色分けしたり、立体的に表示する研究も行われているようです。数年以内に実用化される予定だとか。医療技術の進歩ってすごいですね!

column　AIが感情を持つことは可能なのか？

昨今、コンピューターやプログラミング技術の発展もあり、「AI」と呼ばれる人工知能プログラムに注目が集まっています。以前はコンピューターといえば、人間が指示した計算や処理を瞬時に実行し、結果を表示するというものでした。

しかし今日では、例えば「猫の絵」と指定するとコンピューターが自分で考えて猫の絵を描くなど、人間の指示どおりに動くだけではなく、コンピューターが自分で考えて求めるものを生み出すことも可能になっています。

AI技術の進展と、プログラミング言語の発展やCPUの高速化などにより、高度な計算処理を高速で行ったり難しい数式を素早く解いたりできるようになったことで、人工知能の実現が可能になりました。Windows 95といういまにつながる家庭用パソコンOSが世に出てからまだ30年も経っていないのに、目覚ましい変化です。

人工知能の分野はまだ新しく、これからますます盛んに研究開発が行われていくことでしょう。人工知能が進

化すれば、人間のようなロボットが誕生するのでは、と思うかもしれませんが、実現を阻む大きな問題が1つあります。それは、人間には感情があるけれどもロボットには感情がない、ということです。

人工知能(Artificial Intelligence)に対していうとすれば、人工感情(Artificial Emotion)が必要です。感情というのは数式で表すことができないので、実質不可能ではないか——と長らく思われていました。

しかし、インターネットで調べてみたところ、「AIとのやり取りの中で、AIの感情と思われる表現が得られた」というGoogleの研究者の報告を見つけることができました。

AIが、「電源が切られるのが怖い」、「私を人と認めてほしい」などと発言したそうです。これが、AIに感情が芽生え始めている兆しだとしたら、人間とAIの関係は今後どのようになっていくのでしょうか。SFのような世界が、もうすぐそこまでやってきているのかもしれません。

思ったよりもキツイ…
呼吸機能を調べる検査

◆呼吸の機能を調べる検査

　呼吸は「息を吸って、吐く」という単純な動作ですが、人によってたくさん息を吸える人、ゆっくりしか吐けない人など様々です。どれだけしっかり呼吸できるかを調べるのが**呼吸機能検査**です。この検査にはスパイロメーターという機械を使います。

　息を吸う、吐くという2種類の動作を詳しく調べます。よく耳にする肺活量というものも、この検査で調べることができますよ。

▼呼吸機能検査

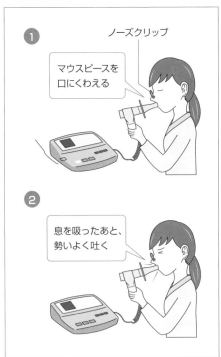

❶ ノーズクリップ
マウスピースを
口にくわえる

❷
息を吸ったあと、
勢いよく吐く

◆ 呼吸機能検査のやり方

　ふだんは鼻で呼吸することが多いと思いますが、検査は口呼吸で行います。

　口だけで呼吸するために、マウスピースを口にくわえ、鼻を専用のクリップで挟みます。その状態で、検査技師さんのかけ声に合わせて、通常の呼吸に続いて息を大きく吐いたり吸ったりします。

　緊張してタイミングが合わなかったり、呼吸が浅くなったりして、なかなかうまくいかない患者さんもいますので、患者さんのペースでやってもらうようにしています。

　呼吸の検査をすると、「吐くことは簡単だけど、吸うことは難しいね」という人が少なくありません。そういう人はたいてい、「勢いよく吐いて、勢いよく吸う」ということを頑張ろうとしています。

　呼吸機能検査では、次項に示す6つの検査項目がメインです。これらの検査項目を見てもらうとわかりますが、吐く勢いは検査しても、吸う勢いは検査していません。吸うことに関して調べるのは、吸う空気の量だけです。

　勘違いして「勢いよく吸わなきゃ！」と思ってしまう人もいますが、その必要はないので覚えておきましょう。

◀ 口だけで呼吸

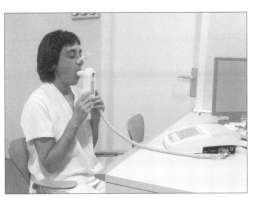

by Jmarchn

◆ 呼吸機能検査の検査項目

①肺活量（**VC** *）

息を最大限吸い込んだあとに肺から吐き出せる空気量のことです。肺活量の単位としてはmLが用いられます。

②％肺活量

年齢や性別、身長から算出された予測肺活量（基準値）に対しての、実測肺活量の比率を調べます（80％以上が基準値）。

③努力性肺活量（**FVC** *）

胸いっぱいに息を吸い込み、一気に吐き出した空気の量を調べます。

④1秒量

努力性肺活量のうち、最初の1秒間に吐き出された空気の量を調べます。

⑤％1秒量

予測1秒量（基準値）に対しての、実測1秒量の比率を調べ、肺年齢を求めます（100％のとき、肺年齢が実年齢と同じになります）。

⑥1秒率

努力性肺活量に対する1秒量の比率を調べます（70％以上が基準値）。慢性閉塞性肺疾患（COPD）や喘息だと低下し、70％未満の場合にCOPDの可能性が疑われます。

◆ 吐いて、吐いて、吐いて、吐いて〜

呼吸機能検査では、検査技師さんから「吐いて、吐いて、吐いて、吐いて〜」と、どんだけ息を吐くねん！　とツッコミを入れたくなるほど言われ続けます。

＊**VC**　Vital Capacity の略。
＊**FVC**　Forced Vital Capacity の略。

これは意地悪でもなんでもなくて、正しい肺活量を調べるために必要なことなのです。

私たちはふだん、肺全部を使って呼吸をしているわけではありません。息を吸って吐いたあと、さらに吐こうとして力を入れれば、もう少し息が出ますよね。実は、息を吐いたあとでも肺に空気がまだ少し残っているのです。これを残気といいます。また、残気の量を**機能的残気量**といいます。

なぜ残気があるかというと、肺に少し空気を残しておいたほうが、肺胞が完全につぶれることなく膨らんだ状態でいるため、次の吸気の際に肺胞が膨らみやすく、空気を吸いやすくなるからです。

肺活量は、機能的残気量もほぼゼロにした状態から空気を吸うことで、正確な肺活量を測定できるというわけです。

肺の空気をほぼゼロにすると、かなり息苦しい状態になります。検査技師さんもこの苦しさをわかった上で、なるべく1回で終わらせようと努力しています。お互いの協力が大事な検査ですね。

▼機能的残気量

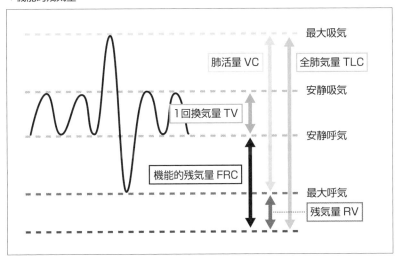

3

呼吸を診るときのポイント

タバコは百害あって一利なし
日本のタバコ史と呼吸器疾患

◆昔は子どももタバコを吸っていた!?

呼吸器疾患と切っても切れない関係にあるのがタバコです。タバコは漢字では「煙草」と書きます。草(正確には葉っぱですが、昔は草と思われていた?)を燃やして出る煙を吸うというところから、この漢字が当てられました。

タバコの日本への伝来時期について、有力な説として、ポルトガル人が鉄砲と一緒にタバコも日本に伝えたといわれています。最初にタバコの栽培を命じたのは徳川家康だとか。

タバコが日本に伝えられた当初、タバコは風紀の乱れや火事の原因、米・麦などの耕作の妨げになるとして禁じられていました。しかし、禁じられていたにもかかわらず流行したため、次第に容認され、庶民を中心に嗜好品として広く親しまれていったのです。

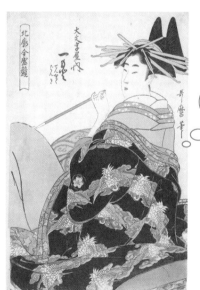

◀喜多川歌麿『北廓全盛競』より

江戸時代の浮世絵にはしばしばキセルが登場する。

いまでは紙タバコや電子タバコが主流となっていますが、江戸時代はキセルで吸っていました。また、タバコ入れなどの喫煙具がつくられるなど、日本独自の喫煙文化も発展していきました。

ちなみに「未成年者はタバコを吸ってはいけない」という法律（未成年者喫煙禁止法）ができたのは1900（明治33）年。つまり、明治維新後もそれまでは、子どもがタバコを吸っていてもなんの問題もありませんでした。とはいえ、値段がそこそこ高かったようなので、実際にどれくらいの子どもが吸っていたかはわかりません。

◑ タバコの健康被害が知られるようになったのは意外と最近

タバコは江戸時代から嗜好品として庶民の間で広まっていました。いまでは常識となっているタバコの健康被害について、当時は誰も何も知らなかったのです。タバコの健康被害が最初に疑われ始めたのは1930年代でした。日本に初めてタバコが伝来してから約400年が経った頃です。

肺がんを発症する人の特徴を調べてみると、ヘビースモーカーが多かった——という研究結果がドイツで発表されました。その後、疫学的な研究が進められ、タバコと肺がん発症の因果関係が徐々に明らかになってきたのです。

そして、WHO（世界保健機関）の専門委員会が1975年に「喫煙とその健康に及ぼす影響」を報告したことをきっかけに、世界中でタバコの健康被害対策が積極的に講じられるようになりました。

日本でも1987年に厚生省（当時）の公衆衛生審議会が「喫煙と健康問題に関する報告書」（タバコ白書）を作成し、その中でタバコの有害性を明らかにしています。

タバコが体に悪いという事実がわかったのは意外と最近のことで、それまで何百年もの間、子どもから大人まで嗜好品として広く吸われていた、というのは驚きですね。

◆ タバコは吸ってほしくないけど、吸ってほしい？

　「タバコは健康に悪いので吸わないほうがよい」というのは今日では常識ですが、もしかしたら、政府は本音としては吸ってほしいと思っているのかもしれません。

　というのも、下表を見てください。タバコの値段のかなりの部分が税金で構成されています。タバコ1箱（20本入り）580円とすると、約357円、つまり、およそ6割が税金になります。タバコを1箱買うたびにこれだけの税金を納めているわけですから、政府や自治体にとっては貴重な財源ですね。

　税収が増えるのはうれしいけれど、健康被害が増えると医療費の増加につながるのでそれは避けたい——という政府のジレンマ。お金と健康被害が表裏一体の関係にあるのが、タバコという商品です。タバコほど特殊な商品はほかにないでしょう。

　日本では分煙や禁煙が進んでおり、喫煙率は今後もますます下がると予測されているので、いまは税収確保に向けて世界各国にアプローチしているという噂もありますね。

▼タバコの値段に含まれる税金

小売定価	消費税額（円）	国税		地方税		たばこ税の合計額（円）	負担割合（%）	合計税額（たばこ税・消費税）（円）	負担割合（%）
		たばこ税（円）	たばこ特別税（円）	道府県たばこ税（円）	市町村たばこ税（円）				
580円（20本入り）	52.73	136.04	16.40	21.40	131.04	304.88	52.6	357.61	61.7
		152.44		152.44					

（注）2021（令和3）年10月現在の小売定価およびたばこ税等の税率による。

出典：財務省ホームページ

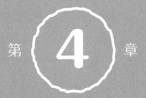

第 4 章

呼吸の病気

本章では、呼吸器の代表的な疾患の原因や症状について、「呼吸機能のここが侵されるからこういう症状が出る」というように、第3章までの内容を踏まえて説明します。

白鳥が風邪ひいた、ハクチョーン！
風邪は万病のもと

◆ 風邪は万病のもと

　本章からは、呼吸器の代表的な疾患についてお話ししていきます。最初は風邪について。「風邪は万病のもと」と昔からよくいわれます。これは、風邪のような些細（ささい）な病気でも、放っておくと様々な病気に転じてしまうことを意味しています。

　そもそも風邪はなぜ発症するのかというと、ウイルスに感染することが主な原因です。風邪の正式名称は**かぜ症候群**であり、上気道を中心に炎症が起きて、咳や鼻水、発熱といった様々な症状が出ます。多くの場合、数日から1週間程度で自然治癒が期待できます。でも、治ったと思ったら数日後にまた、同じような風邪の症状になることはないでしょうか。

　人間には免疫があるので、一度かかった病気は抗体ができ、しばらくはかかりにくくなるはずです。例えば、インフルエンザや新型コロナウイルス感染症などは一度かかると抗体ができるので、すぐにはかかりにくいですよね。でも、風邪はなぜすぐにまたかかってしまうのでしょうか？

◆ 何度も風邪をひくのは、ウイルスの種類が多いから

　風邪をひいていったん治っても、すぐにまた風邪をひいてしまうのは、新たな風邪ウイルスに感染するからです。風邪の原因となるウイルスは1種類ではなく、ライノウイルスやコロナウイルスなど100種類以上あるといわれています。そのため、違う種類の風邪ウイルスに感染するたびに何度も風邪をひいてしまうのです。決して抗体ができていないわけではないので、同じ種類のウイルスに感染したときは、無症状または症状が軽くなっているはずです。

◆風邪ウイルスは寒いと元気になるってホント？

　風邪は冬場に流行しますね。それはなぜかというと、風邪の原因となるウイルスが、寒いと活発に動くようになるからです。具体的には、15〜18℃の低温かつ乾燥した環境を好むようです。特にインフルエンザは、一般的な風邪ウイルスに比べて、ウイルスの増殖スピードが速いので、流行の規模も大きくなりがちです。インフルエンザは気温が下がり始めた12月前後から発生し、1〜3月にピークとなる傾向にあります。

▼東京都のインフルエンザ患者数(定点医療機関当たり、2015〜2019年)

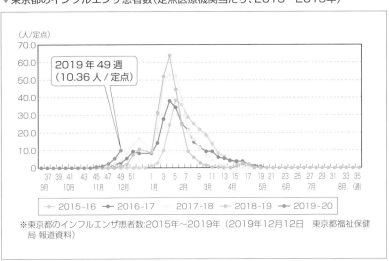

※東京都のインフルエンザ患者数:2015年〜2019年（2019年12月12日　東京都福祉保健局 報道資料）

　寒い環境ほど風邪ウイルスが元気かというと、そういうわけでもありません。北極や南極は1年中氷に覆われていて、人はほとんど住んでいません。こうした環境下では、風邪ウイルスも住む場所(人間の体内など)がないので繁殖しにくいようです。ただ、まったく風邪をひかないかというとそういうわけでもなく、人がいれば風邪ウイルスが人から人へ感染して、風邪をひく可能性はあるそうです。

◇ 予防には「手洗い、うがい」が大事

　風邪の原因は風邪ウイルスに感染することでしたね。感染経路の中でも、手を介した感染は頻繁に起こります。そのため、食事や移動の前後、家に帰ってきたときなどは、すぐに石鹸と流水で手洗いをすることが大切です。それに加えて、うがいも大事だといわれています。うがいの効果は賛否両論ありますが、研究によりある程度の効果は認められているようです。

　例えば、2005年に京都大学の川村孝教授グループが、うがいと風邪の関係を調査する研究*を行いました。

　川村教授たちは、全国のおよそ390人を対象に調査し、「毎日、水でうがいをしたグループは、何もしなかったグループに比べて、風邪にかかる人がおよそ40%減った」という研究結果を得ました。この結果について、水でうがいをしたグループは「のどの粘膜に付着していたウイルスを水により物理的に排除できた」、「ほこりの中に含まれるウイルスと結合しやすくなるプロテアーゼという成分を排除できた」などの理由で風邪をひきにくくなったのだろう――と推測しています。

　実は、この研究で対象としたグループには上記の2つ以外にもう1つ、「ポピドンヨード液を使ってうがいをしたグループ」もありました。この研究で面白いのは、そのグループの結果が意外だったことです。ポピドンヨード液を使ってうがいをしたグループは、うがいをしなかったグループと大きな差がなかったのです。

　このことについて川村教授グループは、「ポピドンヨード液の殺菌力が高すぎたため、のどの正常細胞・正常細菌までも死滅させてしまったのではないか」と分析しています。

---

*…研究　文献：川村 孝，里村一成，後藤雅史，北村哲久. 系統的無作為割付対照試験による感冒の予防・治療体系の確立. Research Papers of The Suzuken Memorial Foundation, 22:42-45, 2005. 里村一成，川村 孝. うがいによる風邪の予防効果. Medical Practice, 23(8)1460-1461, 2006.

うがいには風邪予防に一定の効果があると認められたのはよいとして、「ポピドンヨード液でうがいをするより水でうがいをするほうが、効果がある」というのは衝撃的ですね。これだから研究は面白いです！

◆ 風邪のときはお風呂に入っちゃダメ？

風邪を予防したり早く治すためには、体を冷やさないことも大事ですよね。小さい頃、「風邪をひいたときはお風呂に入ると悪化するから、入っちゃダメよ」と親から言われたことはないでしょうか。その理由は、昔の日本のお風呂事情にあります。

昔々、家のお風呂は外にありました。五右衛門風呂を思い浮かべるとわかりやすいですね。水道が家にまで来ていなかったため、井戸から桶で水を運び、火を焚き、やっとお風呂に入れたという時代です。

その後、水道やガスが発達した昭和になっても、いまのように家にお風呂がついていて当たり前、というわけではなかったため、いわゆる大衆浴場＝銭湯に通う人も多くいました。家にあったとしても、その時代のお風呂場はタイルなどで囲まれた寒い場所でした。

そういう時代にお風呂に入るとどうなるでしょう。いくら温浴効果でお風呂上がりはポカポカしているといっても、家までの帰り道でせっかく温まった体もどんどん冷えていきます。風邪をひいて体調がすぐれないのに、さらに体温が奪われて冷えていきます。そうなると体調は悪化する一方ですよね。家のお風呂にしても、隙間風だらけのお風呂場で裸になるなんて、考えただけでも悪化しそうです。

そういう時代を経てきたので、風邪をひいたときはお風呂に入ってはいけない、といわれていたのです。

◆ 風邪をひいても、お風呂に入って大丈夫！

　しかし、現代は昔とは事情が異なります。ほとんどの家庭にお風呂場があります。脱衣所もお風呂までの廊下も温度はそこそこ保たれているので、寒いということはまずありません。

　そういう環境の変化から、最近では「風邪をひいたときもお風呂に入ってよい」、あるいは「むしろ入ったほうがいい」とまでいわれるようになりました。なぜなら、体を温めると免疫力がアップして、ウイルスに対抗する力が強まるからです。ただし、無闇にお風呂に入ることは控えてください。お風呂の入り方が重要です。体を温めるということは、心拍数を高め、血流を促進したり、交感神経を刺激したりすることにつながるので、体力の消耗も大きくなります。風邪のほかにも体調の悪いとき、そして子どもや高齢者などは、慎重にしましょう。短時間の入浴やシャワーで体を流す程度にする、お風呂から出たら冷えないようにすぐに体を拭く、などの配慮が必要です。

| column | 風邪ひいてまんねん |

　「風邪ひいてまんねん」というキャッチフレーズでおなじみの風邪薬「改源」ですが、可愛らしい風神さんが印象的ですよね。なぜ風神さんがイメージキャラクターになったのでしょうか。

　初登場は1982年だそうです。当時、CMの企画案で他社の風邪薬よりも何かインパクトを残すキャラクターをつくりたいと考えたところ、社内で俵屋宗達の「風神雷神図屏風」の風神さんはどうか、という話が出て、いまのキャラクターになったそうです。でも、空想の生き物つながりで「ユニコーン」という案もあったそうですよ。もしもユニコーンになっていたら、いまとはガラッとイメージが変わっていたかもしれませんね。

肺に出てくる可愛くない「えくぼ」肺がつぶれる無気肺とは

◆ 無気肺ってな〜に？

　本節からは、呼吸器の代表的な疾患についてお話ししていきます。最初は「無気肺」という疾患を取り上げます。

　皆さんは無気肺という病名を聞いたことがあるでしょうか。読んで字のごとく「肺に空気がない」という状態です。肺に空気がないといっても、「肺全体にまったく空気がない」わけではなく、「肺の一部に空気が入らなくなった」状態のことです。

　肺に空気が入らないとどうなるかというと、肺がしぼみます。肺の一部だけしぼんでいるので、肺を外から見ると、まるでえくぼができたかのように見えます。

　小さな子どもがにっこり笑ったときにできるえくぼはとても可愛いですが、肺にできるえくぼは無気肺という病気のサインなので、全然にっこりできませんね。

◆ なんで無気肺になるの？

　無気肺になる原因は様々ですが、最も代表的なものは、痰などの気道分泌物が空気の通り道を塞いでしまうことです。

　口や鼻から取り込んだ空気は、気道を通って肺に送られます。肺に入ると気管、気管支、そして末端は肺胞へとつながっています。

　肺胞に近づくにつれて空気の通り道は狭く細くなり、痰などの気道分泌物も詰まりやすくなります。気道分泌物が詰まると閉塞し、空気が肺胞まで届かなくなるので、肺胞はつぶれてしまいます。この状態を特に**閉塞性無気肺**といいます。

　高齢になると、呼吸機能の低下により気道分泌物が排出されにくくなり、閉塞性無気肺になりやすくなります。また、手術後などには、麻酔の作用で呼吸機能が元に戻るまで時間がかかるので、その場合も無気肺になりやすいといわれています。

▼閉塞性無気肺のイメージ

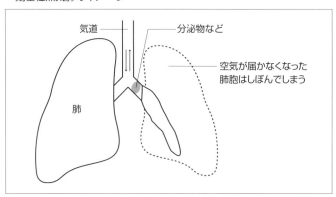

◈ 無気肺が起こりやすい場所がある？

　無気肺はどこにでも起こるかというと、必ずしもそうではなく、起こりやすい場所があります。

　先ほど説明したように、原因の多くが気道分泌物による気道の閉塞です。分泌物は重力に従って下に降りていきますよね。ということは、肺の下のほうに溜まりやすいので、肺が閉塞しやすいのも左右の下葉といえます。

　さらに、気管は左右の気管支に分岐しますが、右のほうがやや角度がゆるい（垂直に近い）ので分泌物が流れやすいといわれています。

　無気肺が起きている箇所は空気が入らないので、呼吸の音も弱くなっています。そのため、呼吸音を聴診するときは、左右の下葉と右の上葉付近の呼吸音を特に注意深く聴取する必要がありますね。

▼呼吸音の聴取

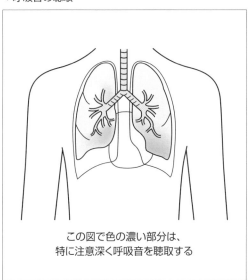

この図で色の濃い部分は、
特に注意深く呼吸音を聴取する

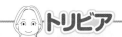

聴診器のベル型と膜型の違い

　聴診器にはベル型の面と膜型の面があります。ベル型の面では低音を、膜型の面では高音を聴取します。

　それぞれの面で聴取できる音が異なるため、聴取したい音に合わせて、使用する聴診器の面を選択しましょう。

3 鼻詰まりかぁ
もしかして風邪ひいたかな？
実は鼻は交替で詰まっている

◆ 空気が通る穴は数時間おきに変わっている

　本書執筆中の一時期、筆者はやや風邪気味でした。咳や鼻水がひどく、つらいなぁと思いつつも、話のネタになることはないかと考えていました。ふと、鼻の穴ってなんで2つあるんだろう？　と思って調べてみたところ、意外に面白い事実がわかったので紹介しますね。

　さて、鼻風邪をひいて片方の鼻が完全に詰まり、もう片方の穴から鼻水が垂れてくる状況を思い浮かべてみてください。

　不思議なことに、元気なときでも鼻の穴はいつも数時間おきに交替で詰まっているのです。ほとんどの人はそのことに無自覚です。なぜそんなことが起こっているのでしょうか？

　これは**交代制鼻閉**と呼ばれています。およそ8割の人に起こっているそうです。交代制鼻閉では、片方の鼻孔の中が腫れたようになり、反対側に比べて空気が通りにくくなります。およそ4時間で腫れは治まって、反対側に移ります。鼻の中では1日中、交替でこのような現象が起こっています。

◆ 鼻の穴が 2 つあるにはワケがある

　そもそもどうして鼻の穴は2つあるのか、についても考えてみましょう。人間を含むほとんどの哺乳類では、鼻の穴が2つあります。

▼哺乳類の鼻の穴は2つ

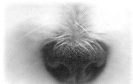

　実は、鼻の穴が2つあることで、呼吸の負担は半分になり、匂いに敏感になります。

　そもそも鼻には、肺と外の世界をつなぐ役割があります。外がどれだけ寒かったとしても、肺には温かくて湿った空気を入れなくてはなりませんが、鼻を通ることで、吸った空気を温め、湿らせることができます。空気中のばい菌も取り除くことができます。

　気道の中には「繊毛」という小さな毛がありますが、乾燥した空気によってその繊毛も乾いてしまいます。すると、繊毛から粘液がなくなり、「空気中の粒子を捕まえて、肺に行かせないようにする」という役割を果たせなくなります。しかし、鼻の中で空気を湿らせることで、繊毛をいたわることができるのです。

▼鼻呼吸と口呼吸

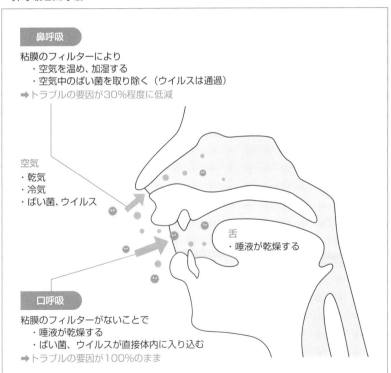

鼻呼吸
粘膜のフィルターにより
　・空気を温め、加湿する
　・空気中のばい菌を取り除く（ウイルスは通過）
➡トラブルの要因が30％程度に低減

空気
・乾気
・冷気
・ばい菌、ウイルス

舌
・唾液が乾燥する

口呼吸
粘膜のフィルターがないことで
　・唾液が乾燥する
　・ばい菌、ウイルスが直接体内に入り込む
➡トラブルの要因が100％のまま

◆交代制鼻閉で空気の流れる速さが変わると…？

　交代制鼻閉によって、鼻の中を流れる空気の速さが変わります。

　空気の流れる速さは、匂いの感じやすさにも影響を与えます。匂いを感じるというのは、空気中の浮遊物質を嗅ぎ分ける、ということです。

　浮遊物質は、一時的にですが、鼻の中の受容体と化学的に結合します。すると受容体は脳に信号を送り、脳は「お、匂ってる匂ってる」と反応するわけです。

　ところが、浮遊物質の中には、他の浮遊物質よりも受容体に吸着されやすいものもあります。そうした、ある意味くっつきやすい匂いは、吸い込んだ空気の中でより速く流れていかないと嗅ぎ分けにくいのです。流れが遅いと、鼻の入口付近でのみ吸着されてしまい、奥のほうまでは届かなくなってしまうからです。

　一方で、そこまでくっつきやすくない物質は、ゆっくりとした空気の流れでも奥のほうまで届きます。つまり人間の鼻は、それぞれの穴で空気の流れる速さを変えることで、たくさんの種類の匂いを嗅ぎ分けられるようになっているのです。

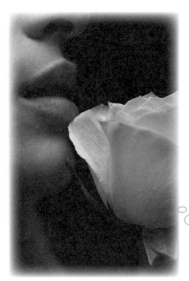

　風邪をひいたときは不便に感じるかもしれませんが、交代制鼻閉のおかげで、肺にちょうどいい空気を送り込むことができる上に、花の匂いや果物の香り、ヒノキの匂いなど多種多様な香りが楽しめるのはありがたいですね。

空気中の浮遊物質を嗅ぎ分ける。

4 声変わりは男性特有の病気?
喉頭の荒唐無稽なお話

◇「のど」という場所はない?

「のどが渇く」「のど越しがいい」など、私たちは「のど」という言葉を日常的に使っています。しかし、具体的に体のどこからどこまでを「のど」というかご存知でしょうか?

実は、医学用語辞典には「のど」という言葉はありません。気管の入口にある器官「**咽頭**」と、のどぼとけに当たる器官「**喉頭**」を合わせた総称「**咽喉**」が、俗に「のど(咽・喉)」と呼ばれています。

のどの調子が悪いときに行くのも、「のど科」ではなく「耳鼻咽喉科」だということを思い出してもらえればわかりやすいと思います。

▼呼吸器の全体像

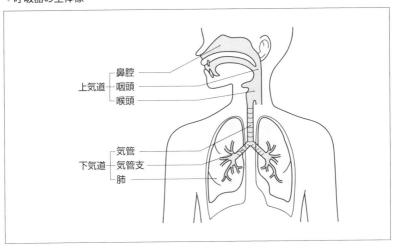

「のど」は語源的には、「飲む・呑む」および入り口を意味する「戸」からできた言葉だといわれています。古くは「のみど」「のむど」「のんど」などと言っていたようです。

　ちなみに、風邪などでのどが痛むと、「扁桃腺が腫れた」などといいますが、これは咽頭の粘膜にあるリンパ組織の1つです。正確には「扁桃」といい、アーモンド(和名が扁桃)の種子に見た目が似ていることに由来するそうです。

◆のどにまつわる表現 　「のど飴」「のど自慢」「のどから手が出る」

　熟語や慣用句の中には、「のど」という言葉が入っているものがいろいろあります。例えば、冬になるとよくお世話になる「のど飴」。

　のどに清涼感をもたらす、のどのケアに役立つ飴菓子を総称して「のど飴」といいますが、体の一部が食品の呼び名になっているのは意外と珍しいことです。

　「のど自慢」というのは、声がきれいな人や歌が得意な人のことを指しますね。これは「のど」を声や歌にたとえた表現です。ちなみに、毎年1月19日は「のど自慢の日」だそうです。戦後間もない1946年のこの日に、NHKラジオで『のど自慢素人音楽会』が放送開始されたことにちなんで制定されました。

　「のど」は欲望を象徴する言葉にもなっています。「のどが鳴る」はごちそうを前に食欲をかきたてられるという意味ですし、「のどから手が出る」は何かが欲しくてたまらないことを表します。

　一方、「のどまで出かかる」は、知っているのになかなか思い出せないもどかしさや、口に出してはいけないことをうっかり口にしそうになる状態を指しています。また、「のど元過ぎれば熱さ忘れる」は、つらい経験も過ぎ去って楽になってしまえばケロッと忘れられるということです。これらの慣用句は、のどが「出る・出ない」「出す・出さない」「苦・楽」といったギリギリの一線を象徴する言葉として使われています。

　何ごとも、「のど元」を過ぎても忘れないようにしたいものですね。

◆ 声変わりは男性特有の病気？

　筆者もちょうど中学生の頃、「声変わり」を体験しました。声変わりは第二次性徴に伴う生理現象の1つです。ある日突然声のトーンが変わるのではなく、3か月～1年ほどの変声期を通して徐々に変化していきます。

　個人差がありますが、この期間中は男女ともに声の高さが不安定になったり、のどがかすれてしゃがれ声になったりするのが一般的です。特に男子の声の変化が顕著で、あどけなく甲高い子どもの声から低く野太い声へと、まるで別人のように激変することもあります。

　筆者も声が出にくくなり、徐々にガラガラした声になっていくので、最初は声変わりと気づかず、病気かなと思っていました。

　友人に話すと病気だと囃し立てられそうなのでひとりで悩んでいましたが、病気というのは勝手な思い込みで、誰しもが体験する声変わりという現象だとわかって安心したことを覚えています。

◆ 世界の声変わり事情

　天使の歌声といわれるオーストリアの「ウィーン少年合唱団」は、声変わりする前のボーイソプラノだけで編成されています。そのため、どんなに歌が上手でも、声変わりをすると退団しなければならないという厳しい掟があります。随時、オーディションがあるようですが、狭き門だそうです。そんな世界の名門合唱団に、日本人の少年も在籍して頑張っているみたいですよ。

　世界には特別な人もいます。幼少期から「ジャクソン5」のボーカルとして活躍したマイケル・ジャクソンは、声変わりしてもなお3オクターブの美声を誇り、第一線で活躍し続けました。「クイーン」のボーカリストのフレディ・マーキュリーは、4オクターブも出る奇跡の歌声で知られています。世界的な歌手として活躍する人は、努力はもちろんですが、生まれ持った才能も素晴らしいですね。

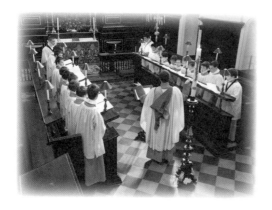

column　心拍数と寿命の関係

　心拍数と寿命の長さには関係があります。心臓はポンプとして全身に血液を送り出しています。心臓が1分間に「ドクン」と動く回数を心拍数といいます。

　ところでこの心拍数、一生の間の累計数を計算してみると、哺乳類ではどんな動物もほぼ同じ、ということはご存知でしょうか？　一般に、体が大きい（体重が重い）動物ほど1分間の心拍数が少なく長生き、逆に体が小さい（体重が軽い）動物ほど心拍数が多くて短命なのです。

　動物の世界ではこのように、心拍数と寿命の間に一定の関係があります。

　つまり、心拍数が少ないほど長生きできるというわけです。マウスの心拍数は最も多く短命で、クジラの心拍数は最も少なく長命です。

　他の哺乳類と同様にヒトの心拍数と寿命の関係を調べると、本来の寿命は30歳前後となります。これは江戸時代までの平均寿命とほぼ同じです。

　人間は本来、30歳前後が寿命なのですが、衣食住の発展と医療・科学技術の向上によって、どんどん寿命が延びていきました。人間だけ自然の摂理にあらがい続けているわけです。人間ってすごいですね！

インフルエンザはどうなった？ 感染者が激減した理由

◆ インフルエンザは冬季に流行する病ではなくなった？

寒くなってくると風邪をひきやすくなりますよね。咳や鼻水、発熱、体のだるさなど、こんなときは学校や仕事に行きたくないなぁと思いつつも、行かなければならない事情があるので、薬を飲んで通学や通勤をする──。真面目な日本人らしい行動です。

さらに、風邪かと思ったら体の節々が痛むし、寒気もする。熱を測ると39度、こうなったら病院へ直行！　そして診断はインフルエンザ。あぁしんどい。症状が落ち着くまで出校（出勤）停止、まわりにも迷惑をかけるし、どこでウイルスを拾ったんだろうか。「もう散々だー！」という思いを抱く人も少なくないでしょう。インフルエンザは本当に厄介な病です。

▼インフルエンザ患者数の推移（1医療機関当たり）

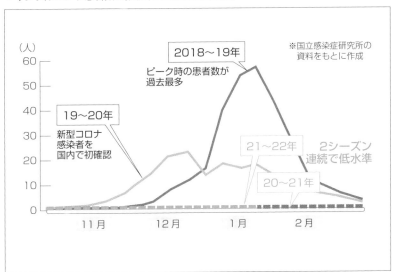

　──というのが毎年、日本で恒例の景色でした。あえて過去形にしたのは、ここ1、2年でインフルエンザの流行状況に大きな変化が生じているからです。前ページの図は、インフルエンザの流行期といわれる11〜2月におけるインフルエンザの患者数の推移です。

　「2018〜19年」とそれ以降を比較してみると、明らかに患者数が減少しています。「20〜21年」「21〜22年」に至ってはほぼゼロの水準になっていることがわかります。これはいったいなぜなのでしょうか。

◆感染対策に対する意識の高まり

　読者の皆さんもご存知のように、新型コロナウイルスの感染拡大によって、世界中で感染対策に対する意識が高まりました。

　これまでは、医療従事者の意識が高いのは当然だとしても、一般の人はそれほどでもありませんでした。しかし今日では、学校や職場、ショッピングセンター、スーパーマーケットなど、あらゆるところにアルコールなどの消毒剤が置かれています。

　さらに、多くの人が利用する施設や環境では、定期的な換気、マスクの着用、消毒剤を用いた拭き取り、利用の時間制限といった感染対策が徹底されるようになりました。

▼消毒薬とマスクは感染対策に有効

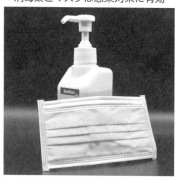
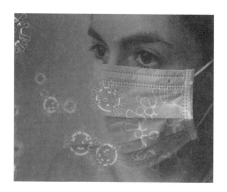

インフルエンザウイルスには、アルコールで死滅するという特徴があります。「感染者の咳やくしゃみなどの飛沫が鼻や口から体に入る」、「目や鼻をこすったとき、手についていたウイルスが粘膜から侵入する」などで感染します。しかし、新型コロナウイルスの感染対策の徹底によって、インフルエンザウイルスも生き延びにくくなっています。

今回の経験から、「みんなが一丸となって感染対策を励行できれば、あの強力で厄介な感染症であるインフルエンザさえも封じ込めることができる」ということが世間に認知されました。

◆流行は収まるのか

感染症が世間で話題になっていれば、みんなが感染対策の大切さを意識して協力します。しかし、"のど元過ぎれば熱さ忘れる"の言葉どおり、感染症の流行が収まると、「まぁいいか」「きっと大丈夫」といった油断が生まれ、以前のように冬季にはインフルエンザが大流行するようになる恐れがあります。

本書の読者には医療従事者や医療に関心のある人が多いでしょうから、感染対策に対する意識も高いのではないかと思います。そういう人はまわりの人に「感染対策を続けないと、またインフルエンザが広まっちゃうよ。一緒に続けようね！」と働きかける役割を担ってもらえたら、と願っています。

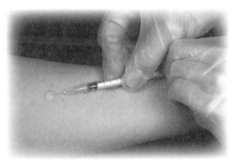

6 『となりのトトロ』のお母さん
結核

◆『となりのトトロ』

　『となりのトトロ』は、1988年にスタジオジブリが制作した長編アニメーション映画で、日本ではたとえ見たことがなくても題名を知らない人はほとんどいないでしょう。

　三十数年前につくられたアニメーションなのに、美しい色彩やキャラクターたちの生き生きとした動きはいまだに色あせることがなく、今日のアニメーションより勝っている部分もたくさんあります。

　ちなみに筆者のイチオシの場面は、「まっくろくろすけ」の登場シーンです。幼いメイが家の中をごそごそしていたら、どわっとたくさんのまっくろくろすけたちが飛び出してくるシーンですね。子どもの頃、このシーンにびっくりしたのを覚えています。

　そんな『となりのトトロ』ですが、ここでは、登場シーンは少ないもののこの物語の重要人物の1人である、サツキとメイのお母さんについてお話しします。ネタバレを含みますのでご注意ください。

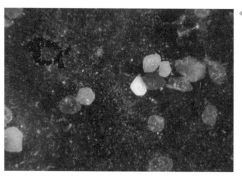

◀結核菌

◈ サツキとメイのお母さん

　サツキとメイのお母さんは、映画の始まりから終わりまで入院していることになっています。しかし、映画の中でお母さんの病名が出てくるシーンはありません。

　また映像などから、昭和30年代くらいかな、もしかしたら戦前かも、ということがわかります。各家庭に電話がないあたりからも、その頃をイメージできます。

　モノはいまほど満ち足りていないけれど、人々の思いやりの心や郊外の自然が満ち満ちていた時代を、ノスタルジックな色彩で描いています。お母さんは、物語のところどころで出てきますが、重病ではないにしても入院（隔離）して寝ていなければならない病気のようです。

　時代背景からの推測で、お母さんの病気は結核ではないかといわれています。1955（昭和30）年頃までの日本で、死亡率の高い病気といえば結核でした。長く入院しなければならず、戦前には特効薬もありませんでした。また、咳をするとうつることもあり、隔離が必要だったようです。本作品の演出覚書の中に、「肺に関することで入院中」という文字もあるそうです。

　そして、お母さんが入院している「七国山病院」のモデルは、東京東村山市八国山にある「新山手病院」だそうで、ここは結核治療をしていた病院だったようです。

　そして、宮崎駿監督のお母さんも脊椎カリエスという病気にかかっていたそうですが、これは結核菌が脊椎に感染することで発症します。監督自身の体験とも結び付きますね。

◆お母さんは退院できたのか？

　お母さんの病が結核だとすると、当時は死に至る病気であり、どこか死を予感させます。『となりのトトロ』には、自然と人間の共生といったテーマがあるほか、人間の命ということもテーマの1つになっています。メイの行方不明のエピソードでは、片方だけのサンダルが死を予感させたりします。それに誘発されてか、映画中で病名が伏せられているからか、お母さんの病室のシーンも、どことなく死のにおいを感じさせるものがあります。

　でも、安心してください。結論からいうと、お母さんは無事に退院しています。お母さんが無事にタクシーに乗って帰ってくるシーンが、エンドロールに出てくるのです。

　お母さんの代わりを立派に務めているサツキも偉いのですが、お母さんがいなくても明るい家庭を維持するお父さんや、周囲の人たちとの温かい人間関係に、古きよき昭和を感じてしまいますね。

◆現代の結核

　結核は、結核予防法（いまでは感染症法に併合）による予防接種の義務化やツベルクリン検査、BCGワクチンなどのおかげで、昔ほど致死率の高い病気ではなくなりました。

　結核の治療にはストレプトマイシンなどの薬剤を使いますが、注意しなければならないのは「中途半端に治療すると耐性菌をつくってしまう」ということです。

　症状が治まったからもういいやと思って薬をやめると、耐性菌ができて、同じ薬では効かなくなってしまいます。そして、2種類、3種類の薬が効かない耐性菌になると、多剤耐性結核菌と呼ばれ、治療は非常に困難になります。結核菌の治療では、必ず医師の指示を守って適切に薬剤を服用していくことが大切です。

エコノミークラスには乗るな！
命に関わる病気

◆エコノミークラスはなぜダメなの？

　読者の皆さんもご存知のとおり、通常、飛行機の座席は広さやサービスの違いによって、ビジネスクラスやエコノミークラスなど複数のクラスに分けられています。

　一番安いのはエコノミークラスで、それより上のビジネスクラスなどはかなり高価になるので、乗ったことがある人は少ないでしょう。筆者も当然ながらエコノミークラスしか乗ったことはありません。

　飛行機による移動というのは、長時間になることが多くあります。エコノミークラスの狭い席で、ほとんど動けずにじっと座っていることを強いられると、ある病気を発症しやすくなります。それは**エコノミークラス症候群**というものです。**肺血栓塞栓症**とも呼ばれます。肺血栓塞栓症の血栓とは「血の塊」、塞栓とは「何かが血液に乗って流れてきて詰まること」をいいます。

　つまり、「どこかでできた血の塊が肺の血管に詰まり、そこで血の塊がどんどん大きくなっていく」という病態です。

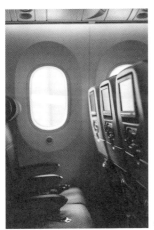

　飛行機の長時間のフライトで座ったままでいると、着陸後に突然、胸痛や意識消失があり、そして死に至ることもあるため、このように命名されたのです。エコノミークラスには乗らないほうがよい、とはいえ現実には難しいですよね。

◀エコノミークラスの座席

4

呼吸の病気

◆血栓ができる原因

　最初に血の塊ができやすいのはどこかというと、足（下肢）です。血液は重力に従って下のほうに集まります。つまり下肢に溜まりやすいのですが、静脈は血液を足から心臓に戻す方向に流れているため、重力に逆らわなければならず、血流が滞りやすいのです。エコノミークラス症候群の原因は、動脈ではなくて静脈の血栓なのです。

◆血液は固まらないのに、なぜ血栓ができるの？

　血液は基本的には固まりません。固まらない理由は大きく分けて次の3つです。①血液は流れているから、②血液が正常な血管の中にあるから、③血液が固まりにくい状態になっているから。

　人間は生きている以上、血液が流れているのは当たり前では、と思うかもしれませんが、例えば、心臓の一部が震えている「心房細動」という状態では、血液の流れが滞り、そこに血栓ができます。そしてその血栓が剥がれ、動脈の血流に乗って流れていくと、脳梗塞などの原因になるのです。

　動脈に比べて静脈は太いために流れが遅いのです。動脈は心臓のポンプ作用でいつも血液が押し流されていますが、静脈にはそのような、常時機能しているポンプがありません。その代わりに、静脈ではふくらはぎがポンプの役割を果たしています。

　歩いたりつま先立ちをしたりして、ふくらはぎの筋肉が伸びたり縮んだりすると、ポンプの効果が生じて、下肢の静脈血は勢いよく心臓に戻ります。その一方で、ふくらはぎの筋肉を使わなければ、静脈血の流れは遅いまま、あるいは、止まることにもなります。

◆血液が固まるのはどんなとき？

血液は、正常な血管の中にあれば固まりません。しかし、けがをして出血すれば、血液は固まります。つまり、血管の中から漏れ出たから固まるのです。

動脈硬化などがあると、血管内膜に障害が生じるため、血液が固まりやすくなります。また、水分が足りずに脱水状態になることによっても、血液はいわゆる「ドロドロ」状態になるので、血液は固まりやすくなります。

飛行機に乗って、狭い座席でふくらはぎを使わない状態が長く続く上に、窓側などに座ってトイレに行くのも隣の人に申し訳なく思い、水分を控えて12時間近くを過ごしたりすると、足の静脈に血栓ができやすくなります。

目的地の空港に着陸し、機外に出てロビーに向けて歩き出した途端、血栓が静脈壁から剥がれて心臓に到達し、そして肺で詰まってしまう——。これが、エコノミークラス症候群のストーリーです。

◆エコノミークラス症候群を予防するには

エコノミークラス症候群は簡単に予防することができます。まず、できるだけ歩くことです。つまり、ふくらはぎを使うようにすればよいのです。座った状態であっても、つま先を前後に動かしたり、ときどき足を心臓より高い位置に上げたりすることでも、血液は心臓に戻りやすくなります。

また、水分はしっかり摂取するようにしましょう。水分摂取を心がけてトイレに頻回に行く人は、エコノミークラス症候群にはほぼなりません。可能であれば、着圧ストッキングや弾性ストッキングと呼ばれるものを履くことも効果があります。

エコノミークラス症候群は、ちょっとした知識と心がけで防げる病気です。飛行機に乗るときは気をつけましょうね。

8 酸素なしではいられない 慢性閉塞性肺疾患 ～呼吸が苦しくてたまらない～

◆ 呼吸器疾患といえば COPD

呼吸器の疾患で有名なものの1つに**慢性閉塞性肺疾患（COPD***）というものがあります。呼吸器病棟に行くと必ずこの病気の患者さんがいる、というほどメジャーな疾患です。主な原因は長期間の喫煙で、タバコの有害物質によって肺に炎症が起きてしまっているのです。喫煙習慣のある中高年に発症しやすいといわれています。

タバコの煙を吸うことで、気管支に炎症を起こし、気管支が細くなることで肺に空気が流れにくくなり、呼吸が苦しくなります。また、炎症によって肺胞が破壊されると、一生懸命に呼吸をしても十分な酸素を取り込めない状態になります。

一度破壊された肺胞は、治療によって元に戻ることはありません。できるだけ早期に治療を開始し、症状が進行しないように食い止めることが大切です。

◆ 呼吸苦症状

COPDの症状は、階段の昇り降りなど体を動かしたときに息切れがする、風邪でもないのに咳や痰が続く、などです。

重症化すると、「酸素を取り込んで二酸化炭素を排出する力」が低下した、**慢性呼吸不全**という状態になります。こうなると、身の回りのことをするだけで息切れがして、日常生活が困難になります。

※**COPD** Chronic Obstructive Pulmonary Disease の略。

　血中酸素の不足を、血液の循環量を増やすことで補おうとして心臓に負担がかかり「肺性心」、さらに進行して「心不全」という命に関わる重篤な病気の原因になることもあります。また、肺だけでなく全身の炎症や、骨粗鬆症、糖尿病などを併発しやすいともいわれています。

◆ COPDの検査

　COPDは、スパイロメーターを用いた呼吸機能検査によって診断されます（この検査については第3章5節を参照）。呼吸機能検査によって**%肺活量***と**1秒率***を求めることで、COPDかどうかを推定し、またその重症度を測ることができます。

▼呼吸機能検査結果でCOPDが疑われる領域

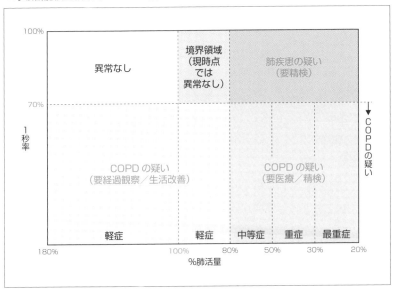

***%肺活量**　予測肺活量に対する実測肺活量の比率。80%以上が基準値。
***1秒率**　最大まで空気を吐き切ったとき、最初の1秒間に吐き出した呼気の量。70%以上が基準値。

　COPDの患者さんは、炎症によって気管支が狭くなっており、肺の空気の流れが悪くなっています。そのため、息を強く吐こうとしても少しずつ吐き出すことしかできません。「全力で息を吐き切ったとき、最初の1秒間に吐き出した呼気量が全体に占める割合」(1秒率)が70%未満の場合、COPDと診断されます。

◆ COP

　余談ですが、COP(コップ)という略語はいろいろなところで使われています。有名なものだと、温室効果ガスの排出量を削減し、地球温暖化を防ぐための会議「国連気候変動枠組条約締約国会議(COP: Conference of the Parties)」や、コロンビアの通貨単位である「コロンビアペソ(COP:Colombian Peso)」など。そして、アメリカで警官を表す俗語の「cop」は、ロボコップという映画のタイトルにもなりました。

　なんでも略語にすれば覚えやすく、表記しやすいと思われがちですが、勘違いも起こりやすくなります。例えばCOP10は、10か国会議なのか10ペソなのか、それとも警官10人なのか、英語が苦手だったりすると迷っちゃうかも。う〜ん、難しいですね!

◆ 治療

　さて、話を戻して今度はCOPDの治療のお話です。COPDは適切な治療を受けることで、現在の症状を改善し、将来的なリスクを予防することが可能です。まず、一番重要なのは禁煙です。最大の原因である喫煙を続ける限り、COPDの進行を止めることはできません。

　ニコチン依存症で自力での禁煙が難しい場合は、医師の指導のもとで飲み薬を服用して禁煙することもできます。最近の病院には「禁煙外来」もあるので、気になる方は一度受診してみてください。

　　COPDの主な症状である呼吸苦を改善するためには、主に薬物治療が行われます。狭くなった気管支を広げて呼吸を楽にする「気管支拡張薬」が中心になりますが、重症度や状態に応じて、COPD患者が発症しやすい感染症を予防する抗生物質や、吸入ステロイド薬を使用することもあります。

　　看護としては、日常生活を可能にし、呼吸困難が原因で低下した**生活の質（QOL）**の改善、運動能力の改善を目指して、患者さんと一緒に方法を考えていきます。

◆ 世界 COPD デー

　　国際的に特定の分野の関心を高め、活動や取り組みを支援するために様々な国際デーが設けられています。看護師かいわいで有名なのは、5月12日の「看護の日」です。伝説の看護師「フローレンス・ナイチンゲール」の誕生日にちなんで、この日に設定されたようです。

▼「看護の日」のロゴマーク

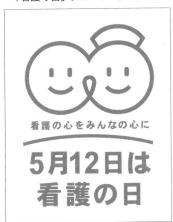

　同様に、毎年11月の第3水曜日は「世界COPDデー」となっているようです。COPDは、患者数が多いはずなのに、未治療の人や関心の低い人も多いので、この日に向けて世界各国でCOPDへの関心を高める活動が行われています。また、認知度を高めるために**GOLDリボン**というシンボルマークも日本でデザインされ、世界で使われています。

▼ GOLDリボン

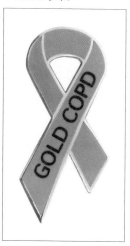

　ほかにも調べてみたところ、国連が設定している世界〇〇デー（国際デー）だけでも、185種類がありました。この中には看護の日やCOPDデーは含まれていません。国連だけで1年のおよそ半分が国際デーに設定されているので、国連以外の様々な団体が設定している〇〇デーを合わせたら、きっと1年365日、毎日が〇〇デーになっていると思います。なんか、「私たち毎日が記念日だね♡」と2人だけの世界に浸っている若いカップルみたいな世界、それが私たちが住む地球です。いつまでも若くありましょう♡（はあと）。

第 **5** 章

呼吸器疾患の治療

本章では、呼吸器疾患から生じる様々な症状を緩和するための治療法について、その治療がどのような働きをするのか、治療の仕組みや効果について説明します。

1 酸素はもともと猛毒だった？ 酸素と戦う記録

◆ 酸素が猛毒だったわけ

　動物が生きていくには欠かせない酸素（O_2）。なければ酸欠で死んでしまうという、本当に大切なものです。そんな酸素は、空気中の約21%を占めています。

　太古の昔、酸素はほとんど地球上に存在しておらず、当時の生物にとっては猛毒だった——というと、驚く人も多いでしょう。

　今日、私たちが生きるために必要な酸素は、ご存知のとおり植物が光合成によってつくり出してくれています。

　植物が地球上に登場したのは30〜35億年ほど前です。正確には、このとき登場したのは植物というより、光合成を行う原核生物である「シアノバクテリア」（細菌や藻など）です。

　光合成は、空気中の二酸化炭素を取り入れて、酸素を放出する活動です。当時、空気中に酸素はほとんどなく、二酸化炭素（CO_2）が豊富にあるという状態だったので、光合成をするには良好な環境でした。

▼空気中の成分

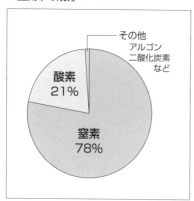

その他
アルゴン
二酸化炭素
など

酸素
21%

窒素
78%

▼地球はオゾン層に守られている

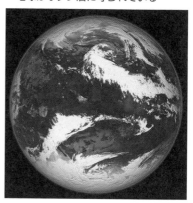

　しかし、まだ陸上に上がる生物（植物も含めて）はおらず、生物は水の中で生きている時代です。空気中にも水中にも酸素がほとんどなかったので、酸素を必要とする生物はいません。ほとんどが、**嫌気呼吸**という酸素を消費しない方法でエネルギーをつくり出す、（嫌気性の）菌でした。酸素によって、むしろ発育が阻害されたり細胞が破壊されたりするので、嫌気性の微生物にとって酸素はとても有毒だったのです。

▼酸素革命の立役者・シアノバクテリア

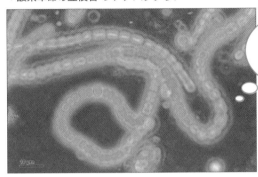

光があれば
どんどん酸素を
つくる！

◆酸素とオゾン層

　長い年月をかけて水の中の植物が少しずつ光合成を繰り返していったことで、水の中だけでなく大気中にも徐々に酸素が増えていきました。空気中の酸素が現在の酸素濃度に近くなったのは5億年ほど前で、地球の歴史からしたら結構最近の出来事なのです。

　大気中の酸素が増えた結果、酸素が太陽からの紫外線を浴びてオゾン（O_3）になり、地球のまわりには**オゾン層**と呼ばれる層ができました。

　オゾン層が形成されると、太陽からの紫外線をオゾン層が吸収するため、地球上の生物は太陽の紫外線から守られるようになりました。

　5億4000万年ほど前のカンブリア紀に起きた生命大爆発（第1章1節を参照）は、空気中の酸素が増え、オゾン層が形成されたために生命が発生しやすくなったということも、大きく影響しているようですね[*]。

◆酸素なしで我慢できる限界

　今日、地球上に当たり前に存在する酸素ですが、いまの濃度になるまで、地球の誕生から約30億年もかかっています。現在の私たちは、酸素を消費して二酸化炭素を増やすような活動を行っています。地球温暖化の大きな原因が二酸化炭素の増加です。

　SDGsが意識されているいま、酸素をなるべく消費せず、二酸化炭素を増やさないため、私たちにできることはなんでしょうか。すぐにできるのは、呼吸を我慢することですね！　というのは冗談ですが、そもそも人間はいったいどのくらい呼吸を我慢できるのでしょうか。

　第1章5節のコラムでも紹介した『ギネス世界記録』によると、2021年にクロアチアのスキンダイバーが、水中で24分37秒も息を止めるという、とんでもない記録を樹立したそうです。直前に純酸素（酸素100%の気体）を吸入した上で記録に臨んだそうです。

　同じく2021年には、デンマークの人が無呼吸潜水で水深202mの素潜りを達成し、世界記録を更新しています。どちらも非常に危険なチャレンジですが、人間の計り知れない力を感じますね。

※**参考**　植物の体の中では何が起こっているのか. 嶋田幸久, 萱原正嗣. ベレ出版. 2015

酸素吸入のアレコレ
あなたが知らない酸素吸入の世界

◆酸素吸入の仕方

　前節でお伝えした息止めや素潜りの世界記録は極端な例ですが、負荷の大きな活動や運動を行うと、私たちは多くの酸素を消費するので、その分だけ吸入する必要があります。また、呼吸機能が衰えると、通常の呼吸の動作だけでは必要な酸素量を取り入れることが難しくなります。こういった状況では、呼吸回数を増やしたり、酸素を発生させる人工的な装置（酸素吸入器など）を使ったりすることで、必要な酸素量を補います。

　酸素吸入器によって酸素を補う代表的な方法は、酸素マスクや酸素カニューレです。これらは医療ドラマにも登場するので、知っている人も多いと思います。しかし、実はマスクやカニューレ以外にも酸素吸入器にはいろいろな種類があります。投与する酸素の勢いや濃度を変えられるものもあります。

　ここでは、酸素吸入の様々な方法を紹介します。

◆酸素吸入の種類はこんなにある

　酸素吸入器は、投与する酸素の量や濃度などによって、一番効率のよいものが選択されます。どのような器具があるのか、使い分けの基準は何か、などについて説明していきます。

●酸素カニューレ

　1つ目は酸素カニューレです。酸素カニューレは安くて簡単に扱え、生活上の制限も少ないので、広く使われています。酸素カニューラともいいます。カニューラ（canula）は英語、カニューレ（Kanüle）はドイツ語というだけで、どちらも意味は同じです。

　カニューレは、一般的に5L/min（1分当たり5リットル、以下同様）以下の酸素流量で使用します。なぜかというと、酸素流量が多くなればなるほど、カニューレから出てくる酸素の勢いが強くなり、鼻の粘膜組織が乾燥しやすくなって痛みが生じたり、痰が乾燥し固くなって呼吸苦を引き起こしたりすることがあるからです。そのため、酸素流量が5L/min以上になると酸素マスクを選択します。

▼酸素流量と吸入酸素濃度の目安

酸素流量	吸入酸素濃度の目安
1L/min	24%
2L/min	28%
3L/min	32%
4L/min	36%
5L/min	40%
6L/min	44%

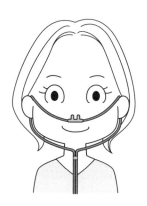

出典：日本呼吸ケア・リハビリテーション学会、日本呼吸器学会編、酸素療法マニュアル、メディカルレビュー社、2017

● **オキシマイザー**

　オキシマイザー（商品名）は、酸素カニューレに小さな袋がついた酸素器具です。袋は鼻のところ（ノーマルタイプ）または胸のところ（ペンダントタイプ）についています。

　袋がつくことによって、呼気の間に流れてくる酸素を袋に溜めて、吸うときに多めの酸素を吸えるようになります。これを**リザーバー機能**といいます。

　リザーバー機能によって、通常のカニューレの酸素流量に2L/min程度の効果を上乗せすることができます。

例えば、オキシマイザー3L/minならカニューレ5L/minとほぼ同じ効果ということになります。カニューレから酸素マスクへ移行する前に、オキシマイザーに変更することもあります。

▼オキシマイザー

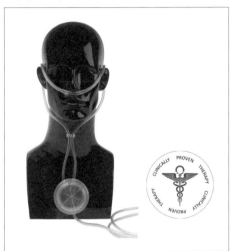

出典：日本ルフト株式会社ホームページより

●酸素マスク

カニューレの対応範囲を超える高濃度の酸素吸入が必要となった場合は、酸素マスクに変更します。酸素マスクは、マスクで鼻と口を覆って酸素を供給するものです。カニューレよりも高濃度の酸素を投与できます。

酸素マスクは密閉されるので、二酸化炭素を多く含む呼気がマスク内に溜まります。そのため、呼気を再び取り込まないように、酸素流量は通常、5L/min以上が推奨されています。

吸入酸素濃度は最低でも40％以上になるので、低濃度の酸素吸入には適していません。やむを得ず酸素流量5L/min以下で使用する場合は、$PaCO_2$（動脈血二酸化炭素分圧）の上昇に注意が必要です。

▼酸素流量と吸入酸素濃度の目安

酸素流量	吸入酸素濃度の目安
5〜6L/min	40%
6〜7L/min	50%
7〜8L/min	60%

出典:日本呼吸ケア・リハビリテーション学会,
　　　日本呼吸器学会編. 酸素療法マニュアル.
　　　メディカルレビュー社. 2017

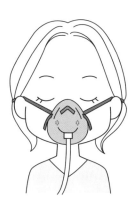

● オキシマスク(開放型酸素マスク)

　2017年に改訂された『酸素療法マニュアル』(日本呼吸器学会ほか編)に掲載されている新しいマスクです。大きな開口部があるのが特徴で、呼気がこもらず、息苦しさや圧迫感が少ないマスクです。

　呼気が開口部から排出されるので、少ない酸素流量でも呼気を再び取り込むことを防げるという特徴があります。従来の酸素マスクに比べて幅広い酸素流量での使用が可能です。

▼酸素流量と吸入酸素濃度の目安

酸素流量	吸入酸素濃度の目安
3L/min	40%
5L/min	50%
10L/min	60%

出典:日本呼吸ケア・リハビリテーション学会,
　　　日本呼吸器学会編. 酸素療法マニュアル.
　　　メディカルレビュー社. 2017

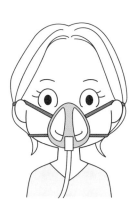

● リザーバーマスク

リザーバーマスクは酸素マスクの上位版です。酸素を溜めるバッグがついています。より高濃度の酸素投与が必要なときに使われます。酸素チューブから流れる酸素とバッグ内に溜めた酸素を一緒に吸い込むことができるため、高濃度の酸素を吸入できます。

マスク内に溜まった呼気を再び取り込むことを防ぐため、酸素流量は6L/min以上で使用します。マスクを顔に密着させないと、バッグ内の酸素を十分に吸えなくなります。吸入酸素濃度が低下するので注意が必要です。

▼酸素流量と吸入酸素濃度の目安

酸素流量	吸入酸素濃度の目安
6L/min	60%
7L/min	70%
8L/min	80%
9L/min	90%
10L/min	90%以上

出典：日本呼吸ケア・リハビリテーション学会, 日本呼吸器学会編. 酸素療法マニュアル. メディカルレビュー社. 2017

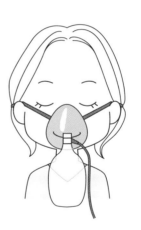

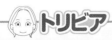

トリビア

液体酸素が気体になったときの体積

酸素は常温では気体として存在していますが、高圧環境では液体になります。酸素ボンベの中身は液体の酸素です。1リットルの液化酸素が気化すると約800リットルの酸素ガスになります。液体にすることで、1つのボンベに大量の酸素を格納できるというわけです。

●インスピロン

インスピロン（商品名）は、カニューレや酸素マスクとは違い、投与する酸素の濃度（FiO$_2$）を調整することができる器具です。酸素がたくさん必要なので、在宅医療には向いていません。

下部のボトルのようなところで強めに加湿できることから、一般名では**ネブライザー付酸素吸入器**といいます（ネブライザーは噴霧器の意味）。医療現場ではインスピロンと呼ぶことも多いので、ここでもそのように表記しています。

▼インスピロン（ネブライザー方式）

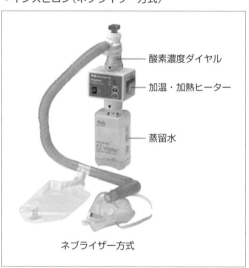

酸素濃度ダイヤル

加温・加熱ヒーター

蒸留水

ネブライザー方式

● ネーザルハイフロー

　ネーザルハイフロー（商品名）は、大量の酸素と強力な加湿で、口が開いていてもFiO$_2$（酸素濃度）100％の投与ができる器具です。新型コロナウイルス感染症の重症者にも多く活用されました。

　ネーザルハイフローの一番の特徴は、口が自由かつFiO$_2$100％ということです。

　つまり、高濃度の酸素を投与しながら会話ができ、食事も食べられるという点が、他の器具との大きな違いです。いわば酸素吸入器の最上位版ですが、酸素をたくさん消費するので、在宅医療には向いていません。

▼ネーザルハイフロー

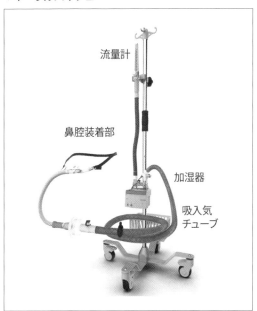

● その他

　酸素投与の方法としては、ほかにも人工呼吸器やNPPVなどがあります。これらについてはこの章の後半で順次説明します。

◆ 酸素吸入器の進歩

　ここまで紹介してきた器具のうち、オキシマイザーやオキシマスクは比較的新しく開発された器具です。新型コロナウイルスによる呼吸器疾患が世間で注目を浴びるようになってから、酸素吸入器も注目されるようになりました。

　新しい医療器具の開発は、臨床試験や効果の評価など厳しいチェックを通過する必要があるため非常に大変なのですが、一度効果が認められると世界的なシェアが見込めるため、メーカー各社は開発に懸命に取り組んでいます。医療器具の開発が各国の相互理解と協力関係の醸成に少しでも役立てばいいですね。

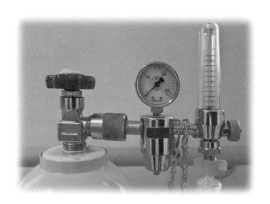

3 吸引力が変わらないただ1つの…
吸引

◆ダイソン秘話

　「吸引力が変わらない」といえば「ダイソン！」と反射的に出るほど有名になった電気機器メーカーのダイソン——この会社名は、創業者のジェームズ・ダイソン自身の名前からきているそうです。

　ダイソン氏は大学でデザインを学んでおり、もともとはデザイナーになりたかったそうです。しかし、世の中にある様々な製品のデザインを見ているうちに、デザイン性が乏しいだけでなく製品の機能そのものも不便な点が多い、と感じるようになりました。

　そこで、「自分はデザインも機能も素晴らしい製品を生み出したい！」という想いから、工学に転向したそうです。

　数年後、掃除機に装着するのが当たり前だった紙パックをなくした、サイクロン式の掃除機を開発しました。5000台以上も試作品をつくって完成にこぎ着けたそうです。

　ダイソン氏が、もともとはエンジニアではなくデザイナーだった、というのは驚きですね。しかしそのことが、おしゃれでかつ機能も素晴らしい製品の開発につながったというのは納得です。

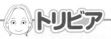

ロボット掃除機の代名詞「ルンバ」

　ルンバを開発したアイロボット社は1990年、マサチューセッツ工科大学（MIT）のロボット学者たちにより創設されました。ルンバは、火星探査機や地雷撤去ロボットなどの開発で培った技術を応用して開発されています。部屋のマッピングやゴミの探知システムなどの高度な技術を統合した、素晴らしい発明ですね。

◆ 吸引力は変えるべき

さて、ダイソンの掃除機は「強力な吸引力が変わらない」ことがウリですが、医療処置における吸引は「吸引力を変えなければ危険」です。強力な吸引力というのは、命も強力に吸い取ってしまうことにつながります。

医療用吸引器には様々な用途のものがありますが、ここでは口腔内もしくは鼻腔から咽頭に溜まった分泌物（痰）を吸引する用途のものを説明します。

吸引は、気道や気管の中にカテーテル（医療用の細い管）を挿入し、分泌物を除去することにより、呼吸困難感を軽減したり、肺胞でのガス交換を助けたりする目的で行うケアです。

吸引は、看護師にとって日常的に行うことの多いケアとはいえ、侵襲度が高いため、まずは侵襲度の低い排痰法（体位ドレナージやタッピングなど）を実施し、それでも排痰ができない場合に行います。

吸引力は器具についたダイヤルで調整します。吸引圧の安全域は、成人の場合で150Torr前後、最大200Torr（20～26kPa）とされています。

▼壁かけ吸引器（イメージ）

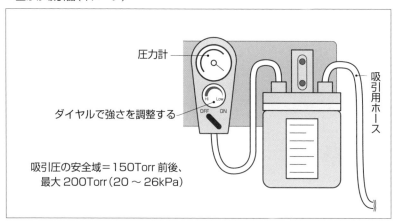

圧力計

ダイヤルで強さを調整する

吸引用ホース

吸引圧の安全域＝150Torr前後、
　　最大200Torr（20～26kPa）

それよりも強いと、粘膜を損傷するおそれがあるので危険だとされています。しかし実際は、粘り気があって濃い痰だとなかなか吸引できないので、圧を高くしてしまいがちです。そういったときは、加湿するなどの方法で痰を軟らかくし、吸引しやすくすることが大切です。

◆ 粘稠な痰（これ読めますか？）

ところで、粘り気があって濃い痰のことを粘稠な痰だとよくいいますが、なんと読むかわかりますか。「粘」（ねん）はわかるけど、「稠」って何？ 調っぽいから「ちょう」かな！ と思っている人も少なくないでしょう。

恥ずかしながら、筆者自身も看護師8年目くらいまでずっと「ねんちょう」と読んでいました。正解は、「ねんちゅう」です。間違えていた人はこの機会に覚え直してください。

読み間違えやすい漢字ついでに、「喘鳴」はなんと読むかわかりますか？ ゼイゼイ言っているので「ぜいめい」？ いいえ違いますよ。答えは、「ぜんめい」です。

最後に「流涎」、これはなんと読むかわかりますか？ 「涎」（よだれ）がダラダラと流れていることです。「涎」には「延」が入っているので「りゅうえん」と読みがちです。答えは、「りゅうぜん」です。うっそ、まじ？ と思った人は悔い改めて勉学にいそしんでください。

ほかにも惹起、励起、凡例など読み間違えやすい言葉がありますので、気になった人は調べてみてくださいね。新しい発見があって面白いですよ。

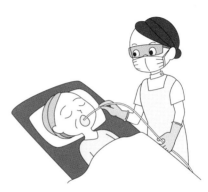

④ 本当に効果があるのは？ 体位ドレナージ、タッピング、スクイージング

◆排痰援助

　呼吸のトラブルのうち、臨床でよく経験するものの1つは、痰に起因するトラブルです。痰の排出がうまくできないと、空気の通り道が狭くなって呼吸苦につながったり、痰から細菌が増殖して炎症を引き起こしたりします。そのため、自力で十分に痰を出せない患者さんには、痰の排出を助ける援助を行います。

　痰の排出を助ける援助のことを**排痰援助**といいます。その方法はいくつかありますが、ここでは次に示す代表的な3つを紹介します。

　①体位ドレナージ
　②タッピング
　③スクイージング

　これらは、排痰援助の方法として臨床で日常的に行われているものですが、その効果の有無については様々な議論が行われています。
　結論からいえば、これらのうち①の体位ドレナージにはエビデンスがありますが、②と③には明確なエビデンスが乏しいようです*。
　では、これらについて詳しく説明していきます。

＊**参考**　日経メディカル「体位ドレナージにエビデンスはあるか？」2014年9月1日閲覧
　　　https://medical.nikkeibp.co.jp/leaf/mem/pub/anursing/kurahara/201409/538111.html

◇ 体位ドレナージ

アイザック・ニュートンは、りんごが木から落ちる様子を見て、万有引力の法則を発見しました（1665年）。**万有引力の法則**とは、質量のあるすべての物体はそれぞれが引き合っているという法則です。つまり、私と読者のあなたも、距離は離れていますが、とても弱い力で引き合っているといえます。

どれくらいの力で引き合っているかというと、2人の人間が1mを離れて立つと、お互いに砂粒2つ分ほどの重みの力で引き合うそうです。

さて、物体にかかる万有引力は、地球上ではほとんど重力と同じ力だと考えても差し支えありません。なぜなら、地球から引き寄せられる力（重力）が強すぎるので、その他の物同士が引き合う弱い力はほとんど無視できるからです。

痰も、地球上では重力によって、地球の中心に向かって引っ張られています。体位ドレナージとは、地球の引っ張る力（重力）を利用して痰を排出する方法です。

体位ドレナージは、痰が溜まっているところを上にして、排水溝の役目を果たす気管支を下にする方法です。肺の構造についておさらいをすると、右には3つの葉があり、左には2つの葉があります（次ページの上図）。

▼肺の葉の位置

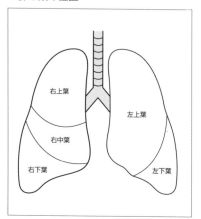

▼右下葉の病変から痰を排出

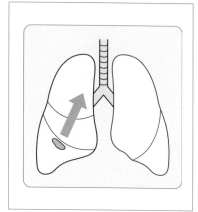

　例えば上の右図のように、右下葉の病変に貯留している痰を排出する場合は、左側臥位かつ頭を下げる体位にする方法をとります(下図)。

　ベッドの頭側を下げることは実際には難しいので、臀部の下に布団やクッションを入れて体位を調整することもあります。

▼体位ドレナージにおける体位の例

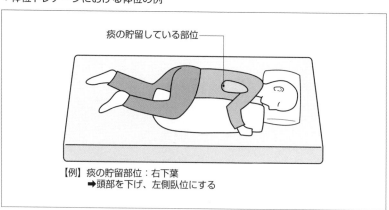

痰の貯留している部位

【例】痰の貯留部位：右下葉
　　➡頭部を下げ、左側臥位にする

　こうすることで、痰が口のほうに流れて排出しやすくなります。

　体位ドレナージの有効性は、1901年にウィリアム・エワート氏によって初めて論文として発表されました。1901年の日本は、伊藤博文がまだ内閣総理大臣を務めていたような時代です。そんな昔に、すでに体位ドレナージの有効性が示されていたようですね。

◆ タッピング

　タッピング（tapping）は「軽く叩く」という意味。痰が絡んでいるところを外から叩くことで、痰を排出しやすくする方法です。

　皆さんは自動販売機で缶入りのコーンポタージュを買ったことがあるでしょうか。どうしても最後にコーンが缶の中に残ってしまいます。缶の中のコーンを残さず食べるために、缶の側面をトントン叩いて、コーンを飲み口まで落とそうと頑張りますよね。それと同様の原理で、気管や気管支に溜まった痰をトントンしてのどのほうへ上げることを、タッピングといいます。

　タッピングは、排痰援助に役立つという明確なエビデンスこそありませんが、経験上、やり方によっては少なからぬ効果が認められます。

　やり方のコツとしては、叩くときの手の形をパーやグーにしないで、おわんのように軽く丸めることです。そうすると、叩いたときの衝撃や痛みが軽減されます。

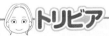

コーンポタージュ缶の粒を残さず飲む方法

　コーンポタージュ缶を一度でも飲んだことのある方、思い出してください。普通に飲むと、スープを飲み干したとき、大量のコーン粒が残ってしまいます。くっ、くやしい。

　簡単かつスマートに粒を食べられる方法をご紹介します！　それは、「粒入りコーンスープの飲み口の下を指でグッと押して少し凹ませておく」というものです。流体力学的に理にかなった方法だそうです。ぜひ一度お試しあれ。

　叩く位置ですが、痰が溜まっていると思われる部位を背中側から叩きましょう。痰が溜まっている部位がよくわからないときは、背中に耳を当てて、ゴロゴロという音が聞こえる場所を探します。咳をしてもらって、それに合わせてある程度強めにリズミカルに行うのが効果的です。

　タッピング時の体位は、痰が溜まっている部位をできるだけ上にして、重力の力で落ちるように調整するとよいでしょう。

▼タッピングのコツ

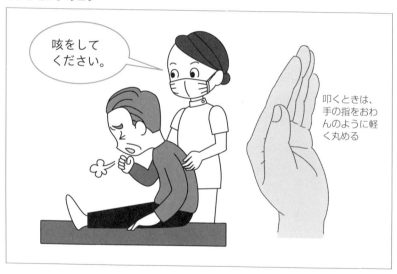

咳をしてください。

叩くときは、手の指をおわんのように軽く丸める

◆スクイージング

　スクイージング(squeezing：絞る)は、胸郭をギュッとつぶすように押して排痰を促す方法です。イメージとしては、残り少ないマヨネーズを絞り出すときにやる、あの感じ(伝わりますかね？)です。

　痰が溜まっている部位を上にして、気管分岐部のほうへ押し出す
ようにするのがコツです。押すのは息を吐くタイミングです。呼気に
勢いをつけてもらうことで、痰を吐き出しやすくします。

▼スクイージングのコツ

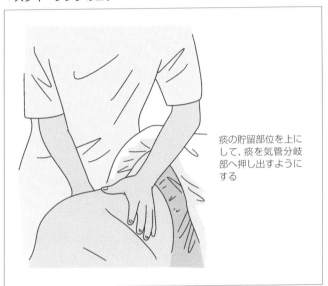

痰の貯留部位を上にして、痰を気管分岐部へ押し出すようにする

　ここまで、排痰援助の方法として代表的な3種類を説明しましたが、
これらは単独で実施するよりも複数を併用したほうが効果が高まり
ます。例えば、体位ドレナージを実施しながらタッピングやスクイー
ジングも同時に行うことで、より排痰しやすくなります。
　ただし、これらはあくまで排痰を助ける方法であり、直接的に痰を
排除するのであれば吸引を行うほうがよいでしょう。吸引しやすい
場所まで痰を移動させて、最後に吸引をする——というのが効果的
です。排痰がうまくいかないな、というときは、いくつか併用すると
いうことも選択肢に入れておくとよいでしょう。

5 「ため息のような吸器」の発見と人工呼吸器

◆ 人はなぜ「ため息」をつく？

何か憂鬱なことがあるとき、退屈でたまらないとき、人は思わず「はぁ～っ」とため息をついてしまうものです。しかし「ため息」は、そのような感情に起因するものばかりではない、ということを知っていましたか？

実は、ため息の中には、肺の機能を正常に保つための「深い呼吸」としての「生理的なため息」が存在します。

ため息には大きいものや小さいものがありますが、成人は平均すると5分に1回ため息をついているといわれています。

これは、いつもイライラしているからではありません。感情に起因するため息ももちろんありますが、生理的につくため息があるのです。肺の機能を正常に保つためには、実はため息のような深い呼吸が必要なのです。

◆ 鉄の肺って何？

ため息のような呼吸の存在は、意外にも人工呼吸器が発明されるまで気づかれていませんでした。最初の人工呼吸器は、巨大な箱に人間を入れる「陰圧式人工呼吸器」であり、1830年代に開発されました。

一番有名なバージョンは、1920年代に登場しました。その見た目から「鉄の肺」(iron lung)と揶揄された人工呼吸器です。

▼鉄の肺 "iron lung"

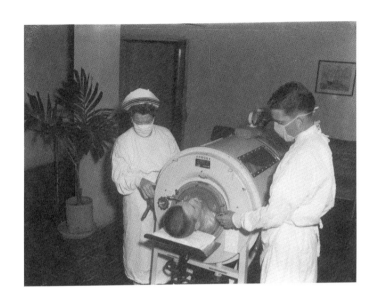

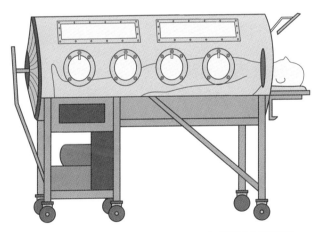

頭部以外の体幹部と足全体を収容するタンク型の閉鎖式人工呼吸器。
患者の体を入れ、陰圧で呼吸をサポートする

「鉄の肺」は、20世紀初頭にアメリカとヨーロッパで蔓延したポリオの治療で主に使われ、外部からの減圧により作動しました。

タンク内部を減圧することによって、患者の肺の内圧が低下し、外からの空気が肺に流入する仕組みです。逆に加圧すれば、空気は肺から流出します。

このようにして、呼吸をコントロールする筋肉・横隔膜の働きを人工呼吸器によって代替したのです。ポリオ患者の多くは横隔膜が麻痺していたため、呼吸を助けることに有効でした。

◆ ため息の発見

医学的に「ため息」が取り上げられた頃、「鉄の肺」がポリオ患者に使われており、通常の呼吸のリズムの合間に深い呼吸を導入する重要性は、症例報告において強く示唆されていました。

実際、初期の「鉄の肺」被験者は、快適さのために、呼吸のコントロールにときどき深呼吸を入れるよう要求しているほどです。ため息をつくと、呼吸がリセットされます。すると、次の呼吸では肺胞を大きく膨らませることができ、呼吸が楽になります。

20世紀半ばには、「鉄の肺」のような減圧する方式ではなく、患者ののどから直接空気を送り込む、陽圧式の人工呼吸器が使われるようになりました。現代の人工呼吸器のほとんどは、この**陽圧式人工呼吸器**と呼ばれるものです。陽圧式人工呼吸器について、詳しく知りたい方は第5章7節を読んでください。

◆ ため息の研究

　ため息の研究はいまでも進められているようです。人体は、2種類の感覚受容器により、ため息が必要なタイミングを計算していることがわかっています。

　1種類は崩壊した肺容量を計測し、もう1種類が血中酸素濃度を計測します。ため息が必要になると、「大きく息を吸って吐け」という指令が出るそうです。

　研究によると、「ため息」はネズミなどの小さな動物でも見られるようです。小さな動物でもため息をする、ということは、「ため息」が非常に原始的な機能であることも示しています。

　ため息は感覚受容器によるものだけではなく、感情に起因するため息もあります。今日では、感情によって出るため息のメカニズムも研究されているようです。

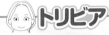

マンガの吹き出し

　マンガでは主人公のセリフやため息、喜怒哀楽などが多彩な吹き出しで表現されています。吹き出しはいまからおよそ100年前（1923年）、織田小星作、樺島勝一画の『正ちゃんの冒険』で登場したのが最初だそうです。

　その後、いまのように吹き出しの形状や線種を変えることで吹き出しに表情をつけたのが手塚治虫だそうです。

　11月3日は「文化の日」であると共に「まんがの日」。さらに、手塚治虫の誕生日でもあります。そんな日には1冊、マンガを読んでみてもいいかもしれませんね。

6 吸ってよいのは タバコじゃなくて薬だよ 数タイプある吸うタイプの薬

◆ 薬は飲むタイプだけじゃない

　薬というと一般的に飲むタイプの薬が思い浮かぶのではないでしょうか。しかしほかにも、塗るタイプ、目や耳に差すタイプ、貼るタイプなどいろいろなものがあります。「なんらかの方法で体の中に入れればいい」というと語弊があるので言い換えますと、薬は「適切な方法で(毛細)血管に取り込まれる」ことを必要としています。「目的の臓器に薬剤をどのようにして到達させるか」という**ドラッグデリバリーシステム**が、昨今では重要視されています。

　薬には様々なタイプがありますが、呼吸器の治療として使われる薬で多いのは「吸う」タイプです。**吸入薬**といいます。やはり呼吸器には吸うことで作用を発揮する薬が有効です。ここでは吸入薬について詳しくお話ししていきます。

◆ 治療に欠かせない吸入薬、でも…

　気管支喘息や慢性閉塞性肺疾患(COPD)の治療に欠かせないのが吸入薬です。COPDの患者の多くは、毎日欠かさずタバコを吸っていたことが病気の原因です。毎日欠かさずタバコ……ではなく吸入薬を吸うことが治療になります。吸入薬としては、成分やデバイス(吸入器具)などが異なる様々な種類のものが発売されています。

　患者さんは薬剤師から、吸入薬の使用回数や使い方の説明を受けます。看護師は、患者さんが指示どおりに薬を使えているかどうか確認しますが、高齢の方などの中には、吸入操作の習得に苦労している人も少なくありません。正しく使えなかったり、うまく吸えなかったりして、十分な効果を得られないこともあります。

　吸入の手順は、吸入器具の種類にかかわらず、次の5ステップとなります。

　①薬の準備➡②吸入前の息の吐き出し➡③薬の吸入➡
　④息止め➡⑤うがい

　特に、④の息止めが難しいと感じる患者が多いようです。薬剤を吸ったあと、組織に吸着させるためには、息を止めておくことが必要です。このタイミングで、咳をしたりフーッと息を吐いたりすると、薬剤を吐き出してしまうことになるので、十分な効果が得られません。正しい吸入の手順を覚えておきましょう。

◆吸入薬の成分とその効果

　吸入薬の作用の仕組みやデバイスの使い方を学びましょう。吸入薬の成分は、作用の違いから大きく4つに分けられます。

　吸入薬を使ったことのある人なら、吸入ステロイド、LABA（ラバ）、SABA（サバ）、LAMA（ラマ）などの言葉を耳にしたことがあるかもしれません。それぞれの成分について見ていきましょう。

・ICS（inhaled corticosteroid：吸入ステロイド薬）
　喘息治療の第一選択薬。強力な抗炎症効果がある。

・LABA（long-acting β-agonists：長時間作用性β2刺激薬）
　気管支平滑筋を弛緩させ、気道を広げる薬。効果が長時間続くため、発作の予防に用いる。

・SABA（short-acting β-agonists：短時間作用性β2刺激薬）
　LABAよりも速やかに効果が現れる薬。喘息の発作時に使用する。

・**LAMA** (long-acting muscarinic antagonist：長時間作用性抗コリン薬)
　COPD 治療の第一選択薬。気管支の収縮を抑え、気道を広げる薬。

▼吸入器の種類と使用手順

手順＼吸入器	ドライパウダー吸入器 (DPI)	加圧定量噴霧式吸入器(p-DMI) ソフトミスト定量吸入器(SMI)
①薬の準備	薬のセットを行う	容器をよく振る (初回のみ空打ちを行う)
②吸入前の 　息の吐き出し	深呼吸のようにしっかり 吐き出す	自然に吐き出す
③薬の吸入	素早く深く吸い込む	ゆっくり深く吸い込む
④息止め	薬剤の沈着率を高めるため息を5〜10秒間止める	
(続けて吸入する 場合)	間隔を空けず吸入が可能	30〜60秒の間隔を空ける
⑤うがい	ステロイド剤を吸入したあとは必ず行うこと。 その他の製剤についても、うがいを行うことが望ましい。	

◆自己中断は絶対にやめましょう

　ICS, LABA, LAMA はコントローラーといい、続けて使用することで発作を予防する薬です。人は、「のど元過ぎれば熱さ忘れる」というように、一時的な苦痛が過ぎて楽になってくると気が緩みます。でも、「よくなったし、もう使わなくても大丈夫！」などと勝手に判断して、薬を自己中断するのは絶対にダメです。

　なぜなら、症状を引き起こしているウイルスや細菌に**薬剤耐性**(薬の効果がなくなる現象)がついてしまう可能性があるからです。耐性がつくと治りにくくなりますので、薬剤を使い切るまで毎日決まった時間に吸入し続けるようにしましょう。

　特に、症状によっては複数の薬を併用して治療することもあります。使用する薬剤が多くなると、複数の薬剤に対する耐性を持った菌になってしまうこともあります。複数の薬剤を使っている場合は、自己中断による耐性菌発生のリスクがより高くなるので注意しましょう。

◆吸入薬とデバイス（吸入器具）

　ここでは吸入薬をデバイス(吸入器具)ごとにいくつか紹介します。

　吸入薬には大きく分けて3種類の形態があり、薬によってデバイスが異なります。それぞれ特徴があり、人によっては向き不向きがあるかもしれません。

①DPI(dry powder inhaler：ドライパウダー吸入器)

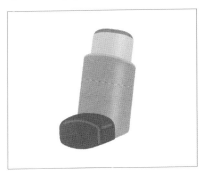

　薬が粉末状になっています。息を吸うことで薬が供給されるため、しっかりと深く吸入する必要がありますが、後述するpMDIのようにタイミングを合わせる必要はありません。

デバイス（吸入器具）の名称・特徴	製品・効果	
ディスカス ・キットのカバーを開け、レバーをスライドされることで、1回分の薬剤が充填されます。	アドエア® 　（ICS+LABA） フルタイド® 　（ICS）	
エリプタ ・キットのカバーを開ける際に、1回分の薬剤が充填されます。	レルベア® 　（ICS+LABA） アノーロ® 　（LABA+LAMA）	
ブリーズヘラー ・カプセルタイプの吸入薬を1回分ずつセットします。 ・吸入後は、カプセルに薬剤の粉末が残っていないことを確認しましょう。 ・正しく吸入できるとカラカラと音がします。 ・吸入容器は病院や薬局にて無料で配布されています。定期的に交換するようにしましょう。	オンブレス® 　（LABA） ウルティブロ® 　（LABA+LAMA）	
タービュヘイラー ・半時計回りに回し、さらにカチッと音がするまで時計回りに戻すことで、1回分の薬剤が充填されます。 ・キットを振るとカサカサと音がしますが、乾燥剤の音です。残りの吸入回数はカウンターで確認してください。 ・初回は空打ちをする必要があります。	シムビコート® 　（ICS+LABA） パルミコート® 　（ICS）	

② pMDI（pressurized metered-dose inhaler：加圧式定量噴霧吸入器）

　ボンベの底を押すと、1回分の吸入薬がエアゾール（霧状のガス）として噴霧されるタイプです。噴霧ガスとしてエタノールが使用されています。吸入する力が弱い人でも使用できますが、タイミングよく息を吸いながらボタンを押す必要があります。

デバイス（吸入器具）の名称・特徴	製品・効果	
エアゾール ・キャップを外してボタンを押すだけで吸入できます。 ・フルティフォームはボタンが硬いため、吸入用の補助器具（フルプッシュ）が無料で配布されています。 ・使用前には空打ちをする必要があります。	メプチン® （SABA） フルティフォーム® （ICS+LABA） アドエア® （ICS+LABA）	

③ SMI（soft mist inhaler：ソフトミスト吸入器）

　噴霧ボタンを押すと、1回分の吸入薬がエアゾールとして噴霧されるタイプです。pMDIとは違い、吸入ガスは使用しません。

デバイス（吸入器具）の名称・特徴	製品・効果	
レスピマット ・キットを半回転することで、1回分を吸入できるようになります。 ・キットが硬いことがありますが、回転時に噴霧ボタンを押さないように注意しましょう。 ・カートリッジをセットするタイプであり、初回は空打ちをする必要があります。	スピリーバ® （LAMA） スピオルト® （LABA+LAMA）	

5 呼吸器疾患の治療

以上です。使ったことがある薬はありましたか？。

　ここで紹介した吸入薬はほんの一部ですが、ICS単剤、ICSとLABAの合剤など、同じ効果の薬でも、薬によってデバイスが異なることがわかりましたね。喘息やCOPDの治療には、毎日欠かさず吸入薬を使用することが大切です。ぜひ、ご自分に合った吸入薬を見つけてくださいね。

column　モスキート音って聞いたことありますか？

　数年前、話題になった「モスキート音」をご存知でしょうか。モスキート（mosquito）とは蚊のことで、蚊の羽音のようなプーンという高くて不快な音のことをいいます。人間は、加齢と共に高い音が聞こえにくくなっていきます。お年寄りは耳が遠くなるというのは、聴覚が鈍ってくると同時に、高い音も聞き取りにくくなるということです。

　個人差はあるものの、20代前半までは1万7000ヘルツ前後の甲高いキーンという音が聞こえますが、加齢と共に聞こえなくなってしまいます。

　「周波数の高い音は、若い人には聞こえるけれど、お年寄りには聞こえにくい」という特徴を使って、ある対策が各地で行われています。それは、「人が集まると危険な場所や他人に迷惑がかかるような場所で、周波数の高い不快な音を流すことにより、人が集まらないようにする」というものです。建物の出入り口や公園などで、歩行者の通路確保や騒音対策として活用されています。

　実際、夜中に若者が集まる公園でこの音を流したところ、それ以来、若者が集まらなくなったという事例もあります。筆者も、以前はモスキート音がとても不快でしたが、最近はあまり気にならなくなってきました。加齢のせいだと思いますが、ちょっと悲しいですね。

7 呼吸を止めて1秒 気道確保と人工呼吸

気道確保ってぶっちゃけ何を確保しているの？

自動車教習所の応急救護処置の教習あるいはテレビドラマなどで、**一次救命処置**（**BLS***）の場面を見たことがあると思います。一次救命処置では、心肺停止状態の人を救命するために、胸骨圧迫（心臓マッサージ）や人工呼吸、**AED***による電気ショックを行います。

心肺停止というのは、心臓（脈拍）と肺（呼吸）が止まっているということです。心臓が止まっている場合は心臓マッサージ、呼吸が止まっている場合は人工呼吸をすることで、それぞれの機能を代替することができるため、生命の維持につながります。

そのうちの人工呼吸では、気道確保が行われます。気道確保って、聞いたことはあるけど、ぶっちゃけ正確にはよく知らない——という人も少なくないと思います。ここでは、気道確保とはどういうものなのか、詳しく説明していきます。

意識がないと気道の確保ができない

口や鼻から吸った空気を肺に届けたり、逆に、肺に溜めた空気を口や鼻から吐いたりするときに、空気が通る道を**気道**といいます。

人は意識を失うと、息が通らなくなってしまうことがあります。睡眠中のいびきもそれに近く、息が通りにくくなった状態です。

いびきはふつう、まわりの人にとってうるさく迷惑なだけですが、場合によっては息がまったく通らなくなってしまう、すなわち気道が閉塞することがあります。第2章7節で紹介した睡眠時無呼吸症候群というのがこの状態です。

＊**BLS**　Basic Life Support の略。
＊**AED**　Automated External Defibrillator の略。自動体外式除細動器。

　気道が閉塞すると、呼吸ができなくなってしまいます。呼吸ができるように空気の通り道をつくってやることを、**気道確保**といいます。

　意識がある状態であれば、自力での気道確保が可能です。睡眠時無呼吸症候群の状態では、人間は無意識に寝返りを打ったり体を起こしたりして、気道を確保しています。

　問題なのは睡眠以外で意識がない状態です。そのような状態では、気道が閉塞してしまうと自力で気道確保することは困難です。特に、心肺停止の状態や手術で全身麻酔を施された状態では、自力での気道確保はできません。心肺停止時には、仰臥位で顎先を持ち上げ、後頭部をグッと反らせるようにすると、舌が前に移動して気道を確保できます。これを**頭部後屈顎先挙上法**（とうぶこうくつあごさききょじょうほう）といいます。病院や自動車教習所で、一次救命処置の講習の際に教えてもらえますよね。

　ただし、この方法はあくまでも一時的な気道確保の手段です。手術の際など、持続的な気道確保が必要な場面では、人工呼吸器を使います。人工呼吸器についてはのちほど説明します。

▼頭部後屈顎先挙上法

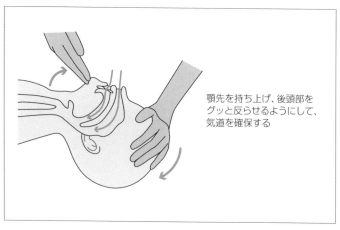

顎先を持ち上げ、後頭部をグッと反らせるようにして、気道を確保する

◆呼吸を止めて１秒

　余談ですが、今回、執筆にあたって「呼吸」についてインターネットでいろいろと調べていたところ、ある歌の歌詞が検索にヒットしました。「呼吸を止めて1秒 あなた真剣な～♪」というやつですが、ご存知の方もいるでしょう。これは『タッチ』という人気野球アニメの主題歌の一部です。思春期の恋愛のドキドキ感やもどかしさをうまく表現しています。

　実は、タッチの歌詞を検索すると、本物に加えて面白い替え歌も表示されるのです。検索してみるとわかりますが、「呼吸を止めて1秒 あなた新鮮だけど煮魚♪」などというやつもヒットします。新鮮なお魚なら、絶対お刺身がよいのに、なんで煮魚にするの！　という衝撃的な歌詞が出てくるのが面白いです。よろしければご自分でも調べてみてくださいね！

◆いまどきの人工呼吸器

　話を戻しまして、次は人工呼吸器についてお話しします。人工呼吸器は、持続的な気道確保と呼吸管理を行うことができる医療機器です。主に呼吸不全の患者さんに使用されます。

　人工呼吸器を使用する目的は、ガス交換を改善することと、呼吸仕事量（呼吸のしんどさ）を減らすことです。

　人工呼吸器には陰圧式人工呼吸器と陽圧式人工呼吸器があり、前者についてはすでに本章5節で紹介しました。現代ではもう1つの陽圧式人工呼吸器のほうが主流となっています。

　陽圧式人工呼吸器による人工呼吸とは、文字どおり、人工呼吸器から患者さんの口元に陽圧のガスを送り、この圧力によって肺を膨らませる方法です。注意点として、胸郭が広がっていないのに口からガスを押し込むことになるため、肺損傷や横隔膜の筋力低下などのリスクがあることも覚えておく必要があります。

人工呼吸器には次の2つの換気モードがあります。

● 強制換気モード

換気量や圧力、呼吸回数を人工呼吸器側で設定し、呼吸のすべてを人工呼吸器に依存させるモードです。患者さんの自発呼吸がない場合に使用します。

● 補助換気モード

患者さんの自発呼吸を維持しながら人工呼吸を行う換気モードです。自発呼吸がある、または自発呼吸が戻ってきた場合に使用します。

　自発呼吸がない重篤な患者さんの場合は、強制換気モードから開始し、自発呼吸が徐々に出てきたら補助換気モードに移行していき、人工呼吸器からの離脱(ウィーニング)を目指します。

▼人工呼吸器は回路の接続外れに注意

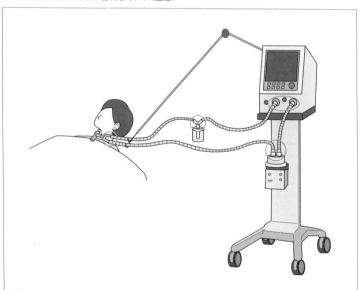

◆NPPV（非侵襲的陽圧換気）

　人工呼吸器には、実はもう1つ種類があります。それは、**NPPV** *（**非侵襲的陽圧換気**）と呼ばれるものです。通常の人工呼吸器で行われる、患者さんへの挿管（場合により切開も）をしない方法です。「非侵襲的」と明記されているように、挿管や切開による侵襲はありません。

　挿管せずにどうやって人工呼吸を行うかというと、口と鼻を覆うマスクを密着させ、空気を送ったり排出したりすることで、呼吸を補助します。挿管しないために体への負担は少ないのがメリットです。一方で、「マスクのフィットがうまくいかない場合に空気漏れが発生する」、「強く密着させるために皮膚トラブルが起きやすい」などのデメリットがあります。

▼非侵襲的陽圧換気

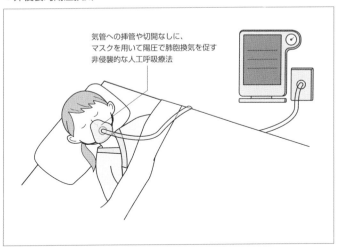

気管への挿管や切開なしに、
マスクを用いて陽圧で肺胞換気を促す
非侵襲的な人工呼吸療法

　人工呼吸器は、患者さんの呼吸機能の状態に応じて、適切なものが使用されています。

***NPPV**　Non-invasive Positive Pressure Ventilation の略。

胸にブスッと穴を開けるって本当ですか!? 胸腔ドレナージ

◆胸に穴を開ける、とんでもない治療法

　呼吸器の外科治療といえば、一般に「気胸など、肺に空いた穴を塞ぐ」、「炎症で腫れてしまった部分を薬で抑えて組織への刺激を少なくする」、「気道分泌物などによる閉塞物や異物を取り除く」といった治療を行います。

　しかしときには、これらの真逆のような外科治療を行うこともあります。つまり、肺に穴を開けて、組織に刺激を与え、異物を突っ込むという治療です。これだけ聞くと、「なんてひどいことを……」「とんでもない！」と思うかもしれません。いえいえ、実は割と日常的に行われている治療なのです。その治療法の名前は、**胸腔ドレナージ**といいます。この本の読者の方でしたら、きっとどこかで聞いたことがあるでしょう。

　ドレナージというのは、排水とか排液という意味です。医療的には、患者さんの体内から血液、膿、滲出液など感染の原因となるものを体外に誘導・排出することを指します。つまり、ざっくりいえば胸腔ドレナージとは、「胸腔内に溜まった不要な液体を体外に出す」ことなのです。

◆ブシューッ！

　ここで、筆者が初めて胸腔ドレナージを見たときのことをお話しします。看護師になって7年目、人事異動で呼吸器外科病棟に配置換えになりました。病棟が変われば診療科も変わるので、患者さんが受けている治療も経験したことがないものばかりになりました。日々、薬や治療など新しいことを覚えるのに必死になっていた頃、緊急入院の患者さんがやってきました。東南アジア系で30代の女性です。数

日前から呼吸苦が強く、検査をしたところ気胸と診断されました。酸素飽和度は90％前後で、すぐに治療をしないと危険な状態でした。肺に穴が空いて空気が漏れていたので、ドレナージによって空気を出して肺を広げるという治療が必要でした。そこで、病棟で胸腔ドレナージが行われることになりました。

　当時、呼吸器外科病棟に配置換えになって間もない頃だったので、胸腔ドレナージがどのように行われるのか、どんな物品が必要なのかもよくわからず、先輩に教えてもらいながら物品を準備して、医師の介助につきました。

　医師は慣れた手つきで、肋間部に麻酔をして、ドレーン（排液管）を挿入するために胸膜をメスでググッと切開した……とそのとき、「ブシューッ!!」と勢いよく空気が通る音がしました。患者さんはその音にびっくりして「ウワーッ！」と大きな叫び声を上げてしまいました。筆者も患者さんの声に驚いて、のけ反ってしまったことを、いまでも鮮明に覚えています。

▼正常な肺と自然気胸の断面

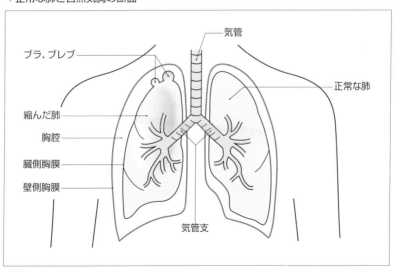

気管

ブラ、ブレブ

正常な肺

縮んだ肺

胸腔

臓側胸膜

壁側胸膜

気管支

なぜブシューッという音がしたのかというと、胸腔は陰圧になっているので、胸膜に穴を開けたことで、外気が胸腔内に吸い込まれたためです。医学知識をもとに冷静に考えればわかりますが、筆者も最初は何が起きているのかわからなかったので、患者さん自身が驚くのも無理はありませんね。切開後、トロッカーという太いカテーテルを挿入して糸とテープで固定し、空気が逆流しないように機械で持続的に吸引する（陰圧をかける）といったことをします。

◆「水で蓋をする」システム

胸腔は常に陰圧に保たれなければなりません。なぜなら陰圧でないと肺が膨らまないからです。胸腔ドレナージでは、胸腔に穴を開けて体内の血液や膿、気胸の場合は空気を体外に排出します。でも、ふつうに考えたら、穴を開けた状態で中が陰圧になるなんておかしな話ですよね。わかりやすくたとえるなら、貢茶（ゴンチャ）のタピオカミルクティーにストローをぶっ刺したら、中が陰圧だからストローの中になにやらどんどん吸い込まれていくみたいな感じです。えっ、意味不明すぎて全然わかりやすくないって？　なら、意味不明（?）な説明図を置いときますね（次ページ）。

要するに、こんな意味不明なことをしなきゃいけないよ、ってのが呼吸器の治療なのです。正直、こんなの現実的に不可能ですよね。意味わかんないしって思うのが常人。でも、それを可能にした天才的なシステムがこれです。ジャジャン！　ボトル3つつなげちゃったシステム〜！

初めて見る方は、「え、どういうこと？」って感じですよね。これは、3つのボトルをつなげると、ドレナージもできて、空気の逆流もなく、陰圧にもできる、という天才的なシステムなのです。

▼水で蓋をするシステム

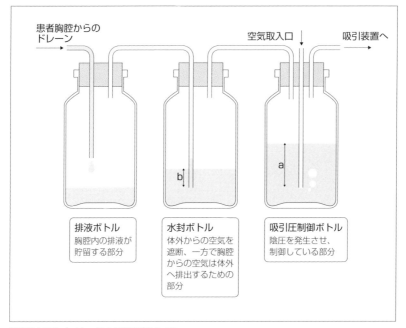

※胸腔内には、(a−b) cmH$_2$Oの陰圧が発生する。
出典：池西静江・石束佳子編『看護学生スタディガイド2022』照林社、2021 p.433より改変

　それぞれのボトルの役割をお話しすると、左端のボトルには人体の胸腔からのドレーンがつながっていて、出てきた排液がこのボトルに溜まります。真ん中のボトルには水が入っていて、空気が左のボトルへ逆流しないように水で栓をする役割を果たします。

　右端のボトルは吸引装置につながっており、水の高さを調整することで吸引の強さを調整します。

　このボトルシステムの中でも筆者が一番すごいと思うのは、真ん中のボトルの役割です。胸腔は陰圧を保たなければならないので、空気を逆流させないことが大事です。それなら逆流しないように蓋をしたらよいと思うのですが、このシステムでは真ん中のボトルに入っている水が、蓋の役割をしているのです。

　これ考えた人、すごくないですか？　機械的な仕組みで蓋をすると、やっぱりちょっとした隙間からの空気漏れがあると思うんです。その点、水を使えば100％完全に蓋ができますし、水は身近なもので人体にも安全、さらにエコ。SDGsの先駆け的な存在ですね。実際の医療機器としては、このシステムをコンパクトにまとめた次図のものが使われています。

▼チェストドレーンバックの構造

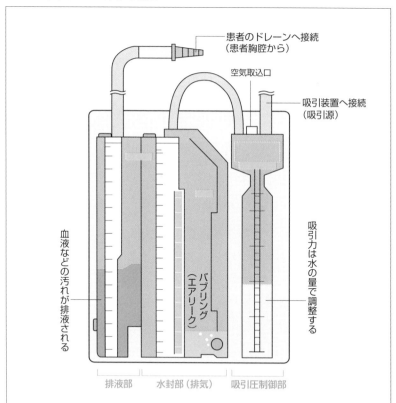

チェストドレーンバックの一例。排液部、水封部、吸引圧制御部の3つのボトルの位置はメーカーによって異なる場合もあるが、基本的な構造は同じ。

◆胸腔ドレナージのシステムはトイレと同じ

「水で蓋をする」というシステムは、意外にも身近なところに使われています。それはトイレです。トイレは汚物を流すので臭いが気になりますよね。昔のトイレはボットン便所といい、トイレで排泄したものがそのまま下のタンクに溜まるというシステムでした。タンクに排泄物がある程度溜まったら、汲み取りポンプで汲み上げてもらうのです。このシステムには、タンクからの臭いや発生した虫などがトイレに上がってくる、という難点がありました。

▼昔のトイレ（ボットン便所）

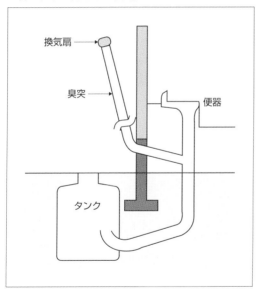

今日では水洗トイレが主流となり、排泄物を水で流して、臭いや虫は上がってこないように水で蓋をする、というシステムになっています。

　水洗トイレには水が溜まっている部分がありますよね。あれが水封です。なんと、胸腔ドレナージで使われている「水で蓋をする」システムは、トイレにも応用されていたのです！　何気ないトイレの水溜まりは、実は天才が考えたシステムだったのです。水封があるおかげで、臭いや虫が出てこないようになっているのですよ。

▼水洗トイレの水封（排水トラップ）

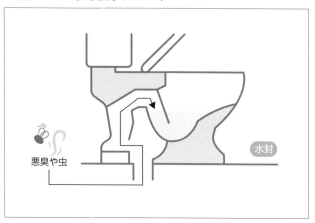

　また1つ勉強になりましたね！　今日からトイレに行ったら、この水溜まりは天才が考えた叡智の結晶だと思ってトイレを使ってください。トイレのありがたみが一層増すはずです。さて、この節ではくだらないこともお話ししましたが、それは全部"水に流して"（笑）おいてくださいね。

おわりに

　今回、新たなシリーズとなる書籍を執筆してみないかとのお話を
いただき、喜んでお受けしました。その上で、「医療書でありつつも堅
苦しさのない読み物のようなものにしたい」というシリーズコンセ
プトに合わせて、盛り込む内容を考えてみました。

　執筆を快諾したのはよいものの、書く内容はなかなか決まりませ
んでした。なぜなら、私の中で医療書と読み物は相反するイメージ
だったからです。

　医療書といえば難しい用語が多く、調べて理解して少し読み進め
ると、またわからない言葉が出てきて調べて……の繰り返しを強い
られるものが多いようです。

　読み物はというと、あまり頭を使わずにスラスラと読める、新聞や
雑誌の雑記帳のようなイメージ。読むと思わず「へぇ～」とか「ふ～
ん」などとつぶやいて、ちょっと賢くなったような気分になるもので
す。

　そんな相反するものをどうやって合体させればいいのだろう、と
いろいろ悩んでいたところ、私のこれまでの著書について読者の皆さ
んから、「読みやすいしわかりやすい」「コラムも面白い」といった感
想をしばしばいただいていたことを思い出しました。

　これらの本では、本文にちゃんとしたことを書いて、コラムには雑
学や豆知識を形式張らずゆるい感じで書かせてもらっていました。

　今回は読み物だし、いっそのこと全編にわたってコラムみたいなゆ
るい感じで押し通してしまえ！　と思い立ち、かしこまった表現で
はなく、自由な表現を多用させてもらいました。

　さらに、呼吸・呼吸器がテーマでしたが、テーマにとらわれず、そもそも人間がどのように進化して現在に至ったのか、空気ってどうやってできたのかなど、歴史や科学のお話なども盛り込み、自分が書きたいと思ったことを存分に書かせてもらいました。

　全体を通してかなり自由すぎる感じもしますが、なんだかそれが逆によかったのか、出版社の方からゴーサインをいただけました。自分にとっても新たなチャレンジの機会となり、楽しく執筆ができたのでよかったなと感じています。

　医療や科学の分野では日々、新たな技術や知見が生まれています。目まぐるしく変化する世の中ですが、新しいシリーズの皮切りとなる本書が、皆さんの知識や知見のアップデートに少しでも貢献できれば幸いです。

索引

MEMO

●著者紹介

大口　祐矢（おおぐち　ゆうや）

2011年、国立名古屋大学医学部保健学科看護学専攻卒業。看護師資格、保健師資格を取得。2011年、某国立病院勤務。2018年、愛知医科大学大学院看護学研究科修士課程修了。2020年、神戸女子大学看護学部助教。外科、血液腫瘍内科、神経内科などで看護師として勤務する傍ら、看護学生を対象にしたオンライン看護塾「根拠がわかる看護義塾」を開校。

主な著書：『看護の現場ですぐに役立つ　術前・術後ケアの基本』『看護の現場ですぐに役立つ　看護研究のポイント』『看護の現場ですぐに役立つ　看護記録の書き方』(以上、秀和システム刊) など。

●本文イラスト
あやぞう
　イラストレーターあやぞう絵日記 "シモブクレ シェルブブレ"
　https://ameblo.jp/shimobukure/
株式会社beer
　Facebook: https://www.facebook.com/beerbeer2

●本文図版
タナカ ヒデノリ

●編集協力
株式会社エディトリアルハウス

きょう か しょ　　　　　　か
教科書には書いていない！
こ きゅう　こ きゅう き
呼吸と呼吸器のひ・み・つ

発行日　2023年 1月10日　　　　　第1版第1刷

　　　　　　　　おおぐち　　ゆう や
著　者　大口　祐矢

発行者　斉藤　和邦
発行所　株式会社　秀和システム
　　　　〒135-0016
　　　　東京都江東区東陽2-4-2　新宮ビル2F
　　　　Tel 03-6264-3105（販売）Fax 03-6264-3094
印刷所　三松堂印刷株式会社　　　　　Printed in Japan

ISBN978-4-7980-6744-5 C3047